기적의 힐링 브레인

기적의 힐링 브레인

김선애 지음

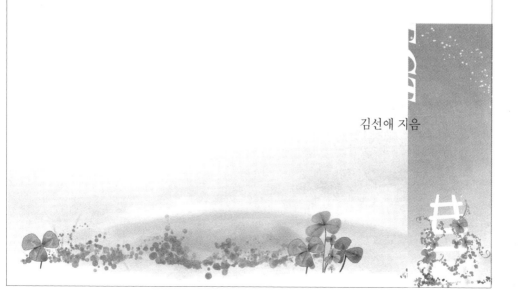

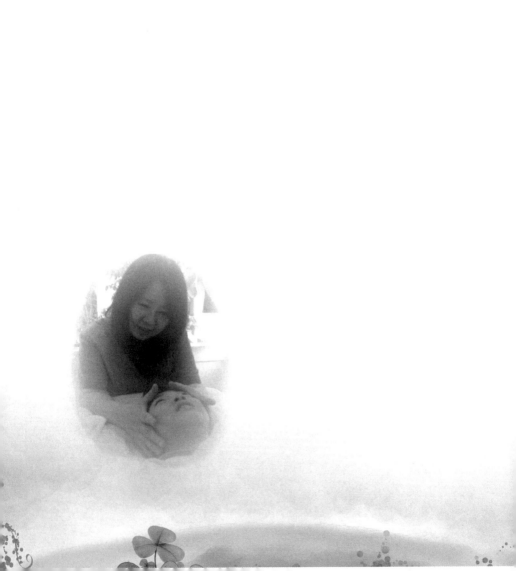

Preface
머리말

놀라운 발견, 인생의 황금분할

인체의 황금창고는 당연히 뇌라고 생각합니다. 저택을 짓고 불을 밝히지 않으면 그저 덩치 큰 하나의 뼈대에 불과합니다. CST를 만난 사람들은 인생의 황금기를 살아가고 있다고 말합니다. 저는 이 책을 접한 많은 독자님들께 지금부터 황금분할의 인생이 열리게 되기를 기도합니다. 인간에게 알권리라는 것이 있듯 우리 역시 두개천골시스템을 반드시 알아야 합니다.

몸을 지탱해주는 24개의 척추는 중요합니다. 골반의 서블락세이션도 매우 중요합니다. 하지만 연수의 긴장으로 뇌의 석회화가 진행되고 여러 구성요소들이 부목화되고 뒤틀리는 형태가 되면 이것이 바로 질병의 원인이 되는 것입니다. 척추도 중요하지만 연수 역시 매우 중요하다는 점입니다. 미국에서 발표한 자료를 보면 질병의 근본원인은 뇌간에 있다고 말하고 있습니다. 저도 이 말에 절대적으로 공감합니다. 최근 버락 오바마 미 대통령은 인간 뇌지도 연구 프로젝트를 실시한다고 발표했습니다.

여러분이 혹은 여러분의 가족이, 여러분의 친구나 지인이 고통 속에 세상을 살아가고 있지는 않나요? 신체적인 고통이나 정신적인 고통 어느 경우든 이 책을 접한 순간 상식의 옆구리를 찌르는 놀라운 일들을 경험하게 되실 것입니다.

어디가 아프십니까? 혹시 불치병이나 혹은 난치성 희귀질환으로 중요한 삶

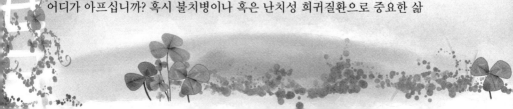

의 순간들을 놓치고 있지는 않습니까? 이 책 속에 99%의 해답이 담겨 있으며 나머지 1%는 여러분의 몫입니다. 믿을 것인가? 믿지 않을 것인가? 받아들일 것인가? 무시해버릴 것인가? 우리 아이들을 똑똑한 아이, 건강한 아이로 키우고 싶지요? 그리고 우리들의 삶을 건강하고 행복한 삶으로 열어가고 싶지요? 바로 CST가 그 해답을 들려줄 것이라고 확신합니다.

예방과 치유의 놀라운 세계, 건강한 삶으로 향하는 최후의 관문, 현대의학에서 해결할 수 없는 수많은 질병, 장애, 통증, 원인 모를 문제들, 이제 절대 희망의 끈을 놓지 마십시오. CST(두개천골요법)의 유혹에 빠져보시기 바랍니다. 기적의 두뇌혁명, 감히 신의 영역에 도전하는 기적의 힐링 브레인! 이 책은 결코 환상적인 책이 아닙니다. 어떤 유명한 의학서보다 의미 있는 책입니다. 무조건 읽어야 하는 책입니다, 여러분의 삶이 건강하고 똑똑한 삶이 되기를 원한다면 말입니다. 이 책은 여러분 삶의 방식을 당장 바꿔놓을 것입니다. 여러분의 의사선택 능력을 존중합니다. 감사합니다.

2013년 5월 30일 브레인 디자이너 김 선 애 올림

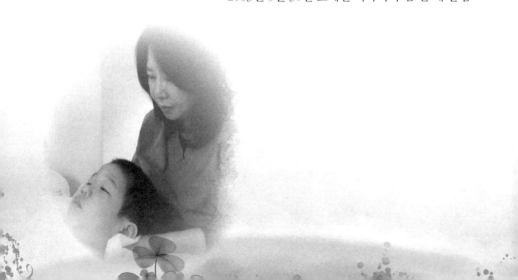

Contents
차 례

제3장

제16장

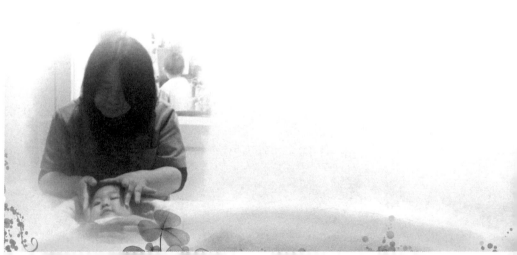

우리아이 건강두뇌 만들기

PROJECT

제1장

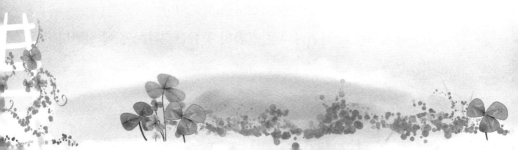

희귀난치성 질환에 희망을 열어주는 오솔길?

　오호, 통재라! 희귀성 질환자의 대부분이 난치성 질환에 가깝다니. 그래서 묶어 희귀난치성질환이라 부른다고. 정말 듣기 싫은 말이다. 사람들은 이런 질병이야 분명히 남의 얘기라고 치부한다. 자신과는 전혀 상관이 없는 질환이라고 생각한다. 하지만 국내에 난치성질환자는 50만 명 정도로 추산하고 있다. 예전에 난치성질환이라 하면 2만 명 이하의 유병자에 현대 의학으로 치료가 불가능한 것으로 정의했다. 하지만 무려 스물다섯 배에 이르고 있는 상황에서 우리는 이런 난치성 희귀질환을 결코 그냥 두어서는 안 된다는 사실이다.
　세계적으로 희귀난치성 질환의 종류는 7천여 종에 달한다고 보고되어 있다. 우리의 경우에는 130여 종에 이르고 있다. 이런 희귀질환은 당사자는 물론 환자의 가족 등에게도 치명적인 경우에 해당한다. 정신적, 경제적인 부담은 물론 뚜렷한 사회적인 정책도 없어서 그저 눈 번히 뜨고 당하는 수밖에 없는 실정이다. 희귀병 가족의 고통은 직접 경험하지 않거나 당해 보지 않은 사람은 절대 가늠하기 어렵다.

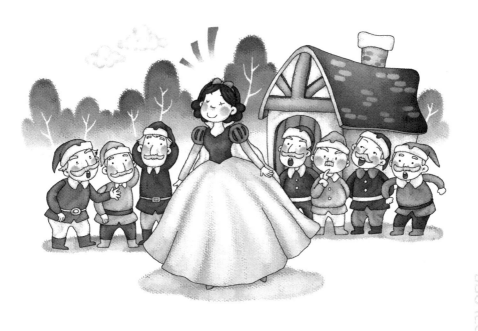

역설적으로 인간의 힘으로 고치기 어렵고 인간이 상상하기 힘든 요소로부터 발생한 질병, 몇만 명에 한 건, 혹은 몇십만 명에 한 건 발생, 그러면서도 뾰족한 원인을 알 길이 없어 더욱 속만 탄다. 이들에게 가장 힘든 것은 무엇일까? 이대로 손도 써보지 못하고 죽어야 하는 일일까? 물론 죽음을 생각하면 아찔한 일이다. 몇 년을, 아니 몇 십 년을, 아니 평생을 희귀병을 앓은 가족을 위해 헌신했는데 결국 죽음을 맞이하거나 평생을 제대로 한번 살아보지 못하고 병마와 싸워야 하는 기막힌 사실을 생각하면 정말 눈앞이 아찔할 것이다.

그래도 이들이 버틸 수 있는 것은 가족의 힘 때문이란다. 물질적으로 어렵고 또한 떨어져 있어서 외롭고 해도 언젠가 나아서 같이 재밌게 살 수 있으리란 희망을 갖기 때문에 견딜 수가 있을 것이다. 맞다. 정말 언젠가는 병을 극복해서 같이 행복하게 살아야 하지 않을까? 가족이 힘들 때 함께한다는 자체만으로도 행복하다는 희귀질환 가족들이 많다. 태어나 돌이 지나자마자 희귀질환에 걸렸다는 아이, 대개 생후 1년 이내에 사망하는 희귀질환이라는데 1년을 넘긴 사실에 감사하며 비록 호전되고 있지 않아도 가족이 함께 할 수 있다는 믿음을 가지고 버티는 아이의 가족! 아픈 아이가 해맑게 한 번 웃어주는 것만으로 하루의 피로가 한 달의 고생이, 일 년의 헌신한 삶이 위로가 되고도 남는다는 가족! 필자는 이들의 가족에게 혹시 신이 주신 것일 수도 있는 CST를 선물하고 싶다.

희귀질환이나 현대의학으로 치료가 매우 더디고 장담할 수 없는 질환들을 필자는 여러 번 호전시킨 경험이 있다. 현재도 필자와 교감을 나누고 있는 여러 환우들의 가족은 이제 필자와 한가족이 되었다. 필자는 이런 모든 것들의 중심에 뇌의 문제가 깊게 연관되어 있다는 것을 알고 있다. 그래서 필자가 펼쳐 보이고 있는 두개천골요법, 조금은 낯설고 생소한 테크닉을 접촉해 보라고 자신 있게 권유한다.

난치성희귀질환은 전혀 예고 받지 않은 상황에서 우리가 겪는 것이다. 질병을 하느님이 이렇게 주실 거라고 예고하지 않는다. 하느님이 주신 질병도 아니다. 이런 모든 질병의 근원에는 인간 자신이 관계되어 있다. 가령, 유전자의 변형으로 겪고 있는 어떤 희귀질환의 경우 그 문제는 결국 인간들의 조합으로부터 비롯된 것이다. 전혀 우연찮게 받은 질병, 필자는 CST를 하면서 또한 전혀 우연찮게 이런 질병들이 치유되는 것을 경험했다.

마치 신으로부터 이 질병을 받아서 또한 신께서 이 질병을 치유하신 기적 같은 그런 경험을 한다. CST라는 자체가 그렇다. 이렇게 놀랍고 신비스러운 테크닉이다. 때로는 정말 과학적으로 물리학적으로 의학적으로 설명할 수 없는 일들이 발생해서 희귀질환이 호전되고 치유가 되는 것을 볼 때도 있다. 필자는 이런 질병과 맞닥뜨릴 때에 다양한 치유의 경험을 한다. 지금까지 놀라운 치유의 경험을 했던 선지자들이 있었듯이 그런 놀라운 경험, 어떤 질병이 치유되는 순간에 그 과정을 색채로 보여준다. 분명히 어떤 색채로 보여주면서 뜻밖에 증상이 좋아지는 것을 많이 경험하고 있다.

아이들이 공부를 잘하는 일은 물론 중요하다. 그런데 희귀질환이나 난치성 질환으로 공부를 하기 어려운 아이들에게 CST는 마법 같은 변화를 가져다 줄 것으로 믿는다. 백설 공주가 일곱 난쟁이한테 부여한 사랑의 묘약처럼 말이다. 하지만 CST는 결코 기적이나 환상은 아니다. 분명한 자기만의 스토리를 가지고 있다. 희귀난치성 질환을 앓는 아이에게 새로운 세상을 열어주는 그런 눈물겹고 감동적인 스토리 말이다. 최고의 과학 이야기 혹은 의학 혹은 대체의학 이야기라 해도 틀리지 않다. 반드시 CST를 노크하시기 바란다.

현대의 풀기 어려운 질병들

인류에게는 항상 풀지 못할 수수께끼 같은 것들이 많다. 버뮤다 삼각지대에서 일어나곤 하는 선박과 비행기의 실종, 거대한 블랙홀로 빨려들어 종적도 없이 사라져버린다는 무시무시한 에너지 홀, 아무리 문명이 발전하고 첨단 과학의 시대를 향유하고 있다 해도 여전히 우리는 사라진 것들에 대한 흔적조차 발견하지 못했다. 아이러니의 극치가 버뮤다 삼각지에서 일어났듯 인체에도 마치 이런 것처럼 풀지 못할 수수께끼 같은 것들이 있다.

소위 밝혀지지 않은 질병, 원인모를 질병, 이런 것들은 정말 풀지 못할 수수께끼다. 그런데 CST를 연구해 오면서 느끼는 것이 있다. CST의 핵심이라 할 수 있는 두개골의 문제 중에서 바로 접형골에 관한 것이다. 두개골은 22개의 뼈들로 구성되어 있는데 가장 중앙에 위치해 있는 뼈가 바로 접형골이다. 접형골은 마치 우산의 수 십 개의 살을 지탱하고 있는 우산대처럼 접형골이 움직이면 마치 우산이 펴지듯 주위의 인접한 두개골이 움직인다.

두개골의 뼈들은 봉합으로 연결되어 있다. 그래서 접형골이 움직이면 주위의 뼈들 역시 강력하게 움직인다. 주위의 뼈들에게까지 강력한 에너지를 전달하는 이 뼈의 힘을 추진력이라 표현할 수가 있을 것 같다. 그렇다면 이런 강력한 힘은 어디에서 비롯되는 것일까? 필자의 생각으로는 적어도 뇌척수액의 수압과 관련이 깊을 것이란 점이다.

측뇌실을 확장하고 수축시킴으로써 두개골 내부의 수압변화를 발생시킨다. 우리는 이런 수압의 변화를 손으로 만져서 감지할 수가 있다. 만약 측뇌실이 확장한다면 접형골은 어떻게 움직이는가? 물론 접형골은 전방으로 전진한다. 그렇다면 반대로 측뇌실이 수축한다면? 당연히 접형골은 전방에서 후방으로 후퇴한다. 좀 어려운 내용이지만, 하지만 우리가 이런 기능을 모른다손 치더라도 아무런 문제가 없다.

문제는 무엇인가? 접형골의 추진력이 약해지는 문제다. 뇌척수액의 수압이 약해지면 측뇌실 확장과 수축 다시 말해 부풀어 오르는 힘이 약해지기 때문에 결국 접형골의 추진력도 약해지는 것이다. 그렇다면 접형골 내부에 닭의 껍질처럼 부착되어 있는 경막(pasa)이 수축한다. 결국 이러한 수축은 딱딱하게 되는 것을 의미한다. 칼슘화 되었다는 말이다. 이렇게 칼슘화 되면 고체처럼 뻣뻣해지는 것이다.

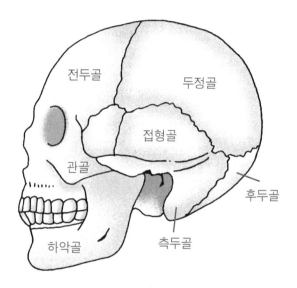

바로 이런 점에서 많은 문제가 발생한다. 접형골의 움직임이 미약하면 두개골의 다른 뼈들의 움직임 역시 미약하다. 전두골, 두정골, 구개골이나 서골에 이르도록 말이다. 두개골의 활동이 미약하다는 것은 무엇을 의미할까?

바로 현대인들이 가장 많이 겪는 스트레스를 의미한다. 단순히 스트레스를 정신적인 것으로 여기는 사람들이 많은데 이는 잘 못 된 생각이다. 스트레스는 인체에 직접적인 영향을 미친 다. 따라서 물리적인 질병이기도 하다. 정신과 육체가 하나로 연결되어 있다는 것을 말해주는 이 스트레스, 스트레스는 결국 두개골의 뼈들이 받는 스트레스가 된다. 까닭모를 질병들, 통 증들, 밝혀지지 않은 문제들, 이런 것들이 여기에서 비롯된다 면 그저 쉽게 지나칠 문제는 아닌 것이다.

CST는 뇌척수액을 활성화 시키는 테크닉이며 최근 연구가 활발해지면서 학문적 범위에 이르고 있다. 뇌척수액이 두개골 의 여러 뼈들 속으로 제대로 스며들지 못하면 많은 문제가 발 생한다. 그래서 CST가 중요하다. 우리에게 정신적이며 신체적 인 어떤 문제가 있는데 그 원인을 모르고 있다면 이는 접형골 의 문제일 가능성이 매우 높다. 이제 국내에서 걸음마 떼는 단 계로 거의 알려지지 않은 CST, 하지만 이의 놀라운 효과를 생 각한다면 엄청난 일이 아닐 수가 없다. 현대의 풀기 어려운 질 병들을 대적할 학문, 우리는 이를 의학이요 하나의 손쉬운 테 크닉이라 해도 좋지만, 이 책을 통해 이를 알게 되었다는 사실 만으로도 누군가는 축복을 받은 것과 같다. 그 많은 난치성 질 환들이 CST 앞에서는 뚜껑을 열고 자신의 존재를 드러내며 항복하는 단계에 이른 셈이다.

두개골 변형에 의한 뇌기능 장애
- 간질, 언어장애, 시력장애, 청각장애 등

두개골이 어떤 모양을 하고 있는가? 자라나는 아이에게 두개
골의 생김새는 매우 중요한 의미를 담고 있다. 정상적인 두개
골의 모습에서 벗어나는 모양이라면 아이에게 문제가 발생할
가능성이 높기 때문이다. 문제성 아이들의 경우 두개골의 모양
새가 정상인과 조금 다르다는 것을 느낄 수가 있다. 필자의 기
억에도 우리 마을에 두개골이 유난히 커다란 아이가 있었다.
그래서 우리는 그 아이를 가분수라고 놀리곤 했다. 머리가 유
난히 컸기 때문이다. 그런데 그 아이는 문제가 있었다. 머리가
비정상적으로 크기 때문에 물론 자유롭게 걸을 수가 없었으며,

언어도 어눌했다. 뇌 속에 물이 들어 있다는 소문이 돌았다. 지금은 다행히 치료가 잘 되어 누구 못지않게 정상적인 생활을 하고 있다고 들었다.

두개골의 변형된 모습은 뇌기능에 장애를 일으킨다. 뇌압을 상승시키고 뇌척수액의 흐름에 부정적인 영향을 준다. 몸속에 여러 가지 숨은 요인들이 잠복하고 있다. 따라서 아이한테 어떤 문제가 발생할지는 아무도 모른다. 두개골과 뇌조직의 성장 장애로부터 뇌기능 장애로 발전하여 문제를 일으킨다. 언어발달 장애, 청각의 둔화나 시각의 약화, 간질 같은 증상을 호소하는 경우가 많이 발생하고 있다. 물론 어떤 변형된 모습을 하고 있는가에 따라 그 증상은 훨씬 다양하게 나타나고 있다.

두개안면기형의 하나로 전문용어로는 '두개유합(頭蓋癒合)'이라 한다. 두개골에는 여러 개의 봉합선이 있는데 하나 또는 그 이상의 봉합선이 생후 몇 개월 혹은 1년 내에 완전히 굳어서 두뇌의 성장이 억제되는 현상이며, 일종의 선천성 기형에 속한다고 본다. 두개골 봉합선은 두개골의 그림에서 실선으로 표시된 뼈의 조각들을 말한다. 아이에게 이런 증상이 나타나는 요인으로 몇 가지를 예로 들 수 있다. 첫째, 태아기의 감염에 의함 둘째, 출생 시의 손상 셋째, 내분비 이상에 의함, 넷째, 태아의 방사선 노출에 의함 그리고 유전에 의함 등이다.

두개골의 변형은 우선 아이들에게 외모적인 수치심은 물론 두개 부위의 용적의 감소로 인한 두개 내압이 상승한다. 그리고 두뇌의 발육부진은 물론 뇌수종과 지능의 저하, 시신경의 압박에 의한 시력장애 등 여러 증상이 나타나게 된다. 이런 증상이 나타나서 차츰 심해지는 상태를 우리는 두개골의 조기 유합증 증후군이라고 부른다. 이런 증상의 아이들은 얼굴 중앙 부위의 발육이 더디다. 그리고 안구 돌출이나 손발 합지증 등의 기형을 동반한다. 우리가 주위에서 많이 보게 되는 개구리 이미지의 얼굴모습이 바로 여기에 해당한다. 이런 증상은 어려서 나타나기 때문에 일찍 문제를 해결해야 한다. 대개 두개골에 대한 수술이나 얼굴의 뼈에 대한 수술을 권장하지만 어린 아이들에게 매우 위험한 일이다.

가장 정상적인 두개골의 모습은 어떤 모습인가? 두개골이 인체의 중심축에 선을 그었을 때 대칭을 이루어야 한다. 그래야 모든 기능들이 정상적으로 작동한다. 하지만 비정상적인 아이들은 두개골이 정상적으로 작동하기 어렵다. 그래서 다양한 문제들이 발생하는 것이다. 필자의 임상에 따르면, 크게 삼각두(三角頭), 주상두(舟狀頭), 사두(蛇頭)의 형태로 구분해 볼 수 있다. 삼각두는 두개골의 전두융합이 조기에 융합(두개골 봉합선이 정상보다 일찍 닫혀버리는 것)되어 생기는 형태이며, 주상두는 조기에 융합되어 생기는 형태의 50% 이상을 차지하며 신경과의 문제를 동반하지 않는다. 사두의 경우, 시상봉합의 조기융

두개골 변형에 의한 뇌기능장애

합으로 생기며 안면골 발육에 영향을 미쳐서 비대칭을 유발한다. 교정의 시기를 놓치면 안면부의 비대칭이 심해질 수 있다.

또한 관상봉합의 조기융합에 의한 융합증, 두개골이나 두개저 봉합선의 조기융합에 의한 변형, 여기에 안구돌출이나 안구운동신경마비, 안검하수 등이 나타난다. 단지증이나 앞머리 부분이 튀어나오거나 상악부위 발육이 부진하거나 다양한 증상들이 나타난다. 이런 것들은 일종의 두개골 구조적 장애로 나타나는 것인데 이런 치료를 위해 수술을 하는 과정에서 많은 부작용을 유발하고 있다. 두개천골계는 인체에서 가장 중요한 영역이다. 항상 정상적이며 균형을 이루어야 건강한 생활을 영위할 수가 있다. 이런 문제는 두개골의 접형골의 문제와 동반하여 매우 치명적인 상태로 치닿을 수가 있기 때문에 반드시 문제를 해결해야 하는 것이다.

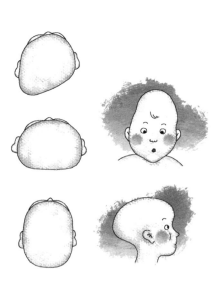

뇌기능의 저하로 인한 뇌척수액의 활동성이 미약해지고 이런 증상은 두개천골의 경직

성을 유발한다. 결국 두개골의 이상은 뇌에 문제를 유발할 수밖에 없는데 정말 중요한 문제는 양방이든 한방이든 교정할 수 있는 방법이 거의 없다는 사실이다. 필자의 CST 임상은 바로 이런 증상을 앓고 있는 아이들에게는 정말 환상적인 테크닉이다. 고통 없고 후유증 없이 문제를 해결할 수 있는 거의 유일한 방법이라고 생각한다.

감정의 방출

생명체에게 감정이란 가장 중요한 문제이다. 동물도 그렇고 식물도 그렇다. 간혹 식물은 감정이 없을 거라고 말을 한다. 그러나 식물 역시 감정이 있다. 난초에게 물을 주며 사랑한다는 말을 하면 이 난초는 싱싱하게 잘 자라지만, 같은 난초에게 물을 주며 증오하는 말을 계속 하면 난초는 결국 죽어버린다. 식물도 감정을 느낀다는 말이다. 일본의 어떤 학자는 물을 이용해 다양한 임상을 하지 않았는가? 어떤 말을 하느냐에 따라 물의 분자가 각각 모습을 달리했다는 것을 밝혀냈다.

하물며 만물의 영장인 인간이야....감정의 중요성은 이루 말할 수 없다. 감정의 방출은 어떤 의미에서 '이완'이라 표현할 수 있다. 언젠가 우리의 피부조직이 기억을 한다는 말을 했는데 피부조직이 기억을 한다는 것은 그 조직이 감정까지 지닌다는 말과 같다. 누구에게 꼬집힌 기억, 맞았던 기억, 충돌한 기억, 만약 이런 일이 자신의 몸에 일어났다면 인간의 마음처럼 기억하고 있는 피부는 편할 리가 없다.

이런 점에서 다양한 문제가 발생할 수 있다는 말이다. 월남전에 참전한 전쟁용사가 오랜 세월 고통에 시달린다는 뉴스를 우리는 많이 접했다. 감정이 남아 있다는 말이다. 그 상황이나 사실 등에 남아 있는 감정 때문에 고통이나 장애를 겪게 되는 것, 따라서 이런 것들을 방출시키는 것이 바로 '이완'이라 할 수 있는 것이다. 필자는 이완에 대한 많은 임상적 경험을 가지고 있다.

필자가 CST를 촉진할 때 어느 순간에 강한 박동감을 느끼게 되는데 바로 이런 시점이 이완의 시점이라 할 수 있다. 이런 박동감은 지속적이며 따뜻한 느낌을 동반한다. 피시술자의 몸에 변화가 일어나고 있는 것이다. 필자가 어떤 부위를 접촉하고 있을 때 그 조직이 길게 늘어나고 있는 듯한 느낌이 전해져 온다. 그리고 매우 부드러워진다는 느낌 역시 갖게 되는데 이런 시점이 이완의 시점이다.

만약 피시술자의 얼굴이 달아오른다거나 혈색이 돈다거나 얼굴 안면이나 목덜미 등에 땀이 보인다거나 호흡의 패턴이 달라진다거나 하면 그는 이완의 상태에 몰입하고 있다는 반증이다. 간혹 호흡이 빨라질 수도 있다. 눈동자를 자주 움직이며 불안한 모습을 동반하는 경우도 있는데 결국 그에게 일어나는 좋은 반응에 해당한다. 그렇더라도 겁낼 것이 아니며, 이완에 이르는 매우 결정적인 과정에 돌입했다고 생각하면 틀림없다.

피시술자에게 간혹 더욱 격렬한 현상이 나타날 수 있다. 갑자기 고함을 치거나 엉엉 울기도 한다. 손이나 다리, 머리 등을 격렬하게 떨고 움직일 수도 있다. 대개 신체의 문제가 있는 부분에서 이런 반응들을 보이는 것으로 필자는 임상 결과 확인했다. 간혹 미친 사람처럼 껄껄 웃기도 한다. 피부 등의 연조직이 파르르 떨리는 현상도 관찰된다. 정말 다양한 모양들을 보이기 때문에 여기에 제시하고 있는 것은 일부에 지나지 않을 수도 있다.

부분적으로 이러한 이완현상의 모습들을 보일 때 우리는 성공한 것이다. CST의 강점은 결과를 이렇게 보여준다는 것이며, 아주 깊은 감정의 방출을 통해 우리의 몸이 기억하고 있는 것, 우리의 마음이 기억하고 있는 것들을 해결하게 된

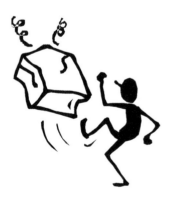

다. 마음 속의 기억은 남아 있을지라도 몸이 기억하는 것을 해결하여 인체의 문제를 해결하는 것이다. 마음속에 담아둔 수많은 이야기, 고통, 분노, 부끄러움, 죄책감, 수치, 기억하고 싶지 않은 것들, 이완을 통해서 우리는 해결에 접근할 수 있다. 우리 민족에게 유일하게 있다는 '홧병'이란 것 또한 우리의 CST는 감정의 방출에 의하여 가슴 속에 평생 짐이 되었던 것들을 녹여버릴 수 있다.

저 긴장성 신생아

　신경계는 매우 복잡한 구조로서 근육의 긴장상태에 영향을 미친다. 일단 근육이 정상 상태라면 문제 될 이유가 없지만 긴장 상태라면 여러 문제가 제기 될 수 있다. 운동기능이 정상보다 이하이면 저 긴장의 상태인데 이러한 저 긴장 상태가 되면 아기는 개구리다리 자세로 바뀌게 된다. 우리는 개구리가 땅바닥에 배를 대고 가만히 앉아 있는 모습을 어디서든 많이 보아왔다. 아이의 위쪽 팔과 허벅지가 상반신에서 벌어져 있게 된다.

　정상 아기의 팔다리는 약 45도 정도 벌어져 있는 것이 일반적이다. 하지만 저 긴장성 아기는 몸의 중심선과 직각을 이룬다. 눈을 감고 상상해 보더라도 이런 모습의 아기에게 문제가 있다는 것을 쉽게 예측할 수 있을 것이다. 저 긴장성 아기의 팔다리 관절은 90도 이하로 굽어 있다. 우리는 대개 아기를 볼 때 예쁘다는 마음만 가지고 보지만, 좀 더 관심을 갖고 보려면 이런 내용을 알고 있어야 한다.

정상 신생아의 손은 어떻게 있어야 하는가? 주먹을 쥐고 있어야? 아님 주먹을 펴고 있어야? 다양한 의견이 나오는데 정상인 경우, 주먹을 쥐고 있어야 옳다. 그러나 저긴 장성 아기의 손가락은 펴져 있는 모습을 하고, 손바닥은 위로 향해 있는 모습을 보이고 있다.

손바닥이 위로 있는 모습을 상상해 보면 아기가 힘이 풀려서 저 긴장성의 상태임을 예측할 수 있을 것이다. 저 긴장성 아기의 발은 발목에서 아래로 굽어 있다고 한다. 발바닥 쪽 굽힘이 보이는 것이다. 또한 이러한 아기는 가슴둘레가 앞뒤로 줄어들며, 가슴을 납작하게 보이게 한다. 이러한 모습은 흉곽전체에서 보이게 되는 현상이다. 이런 경우 흉곽은 거의 움직이지 않는데 숨을 가슴으로는 쉬지 못하고 배로만 쉬는 것을 의미한다.

저 긴장의 외형적인 모습은 대략 이러하다. 이런 상태라면 무엇을 의심해 보아야 하겠는가? 뇌의 문제? 척수의 문제? 만약 뇌의 문제에서 비롯되었다면 안면근육을 살펴 볼 필요가 있다. 이 경우 안면근육 역시 이완된 모습을 보이기 때문이다. 만약 척수의 문제라면? 아기의 표정이나 입의 움직임은 변화가

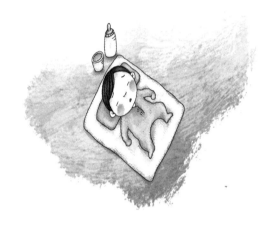

없다. 이런 내용을 통해 뇌의 문제나 척수의 문제를 먼저 파악한 다음, 그러고 나서 뇌의 문제일 경우에 아기한테 발생할 수 있는 장애, 척수의 문제일 때 아기한테 발생할 수 있는 장애가 무엇이며, 어떤 치료적 과정을 거쳐야 할지 고민해야 한다.

저 긴장성 신생아들에게 발생하는 문제는 실로 다양하고 놀라울만한 문제를 일으킨다. 한 가정의 행복을 깨는 엄청난 문제를 야기하기도 한다. 그래서 각별히 신경을 써야 한다. 저산소증이나 저혈당증, 갑상선 저하증 같은 장애를 유발한다. 실제 저 긴장으로부터 오는 장애는 이보다 훨씬 심각하다. 무엇보다 심각한 것은 뇌의 기형이나 다운증후군 같은 것이다. 이런 질병이 아기는 물론 한 가정의 행복을 빼앗아가는 것은 물론이다. 그렇다면 치료적 방법은 무엇인가?

필자가 계속 강조하고 있는 CST(두개천골요법)를 신생아한테 지속적으로 실시하는 것이다. CST란 가정을 지키는 행복지킴이가 되고 가정의 상비약이 되는 훌륭한 테크닉이다. 또한 어떠한 부작용도 없는 테크닉이다. 일반인들에게 활용해도 100퍼센트 만족하지만 다루기 힘든 아기한테 가장 안전한 테크닉이바로 CST이다. CST를 많은 분들이 활용하는 날이 머지 않아오리라고 필자는 믿는다.

신생아나 아동들에 대한 복지가 이제 대거 늘어나기 시작했다. 하지만 이런 복지가 아이들의 심각한 질병의 문제를 해결해 줄 수 있는 것은 아니다. 부모의 관심과 우리 사회의 철저한대비를 통해서 우리는 행복한 미래를 준비해야 한다. 신생아의출현이 우리에게 불행을 가져온다면 이처럼 안타까운 일이 어디 있겠나? 그래서 지금부터 철저히 대비하는 습관을 들인다면적어도 재앙처럼 다가오는 뜻밖의 불행을 막을 수 있지 않을까…….

신생아 & 아이들의 놀라운 기억

　신생아는 자신에게 가해진 충격을 기억할까? 많은 사람들이 말을 한다. 그럴 리가 없다고 말이다. 지금까지 우리의 의학계의 입장은 어떠했을까? 신생아들은 미숙아일 당시의 자신에게 가해진 다양한 충격들을 전혀 기억하지 못한다는 입장이었다. 신생아나 아기들은 고통이나 정신적인 충격 따위를 기억하지 못할 것이며, 당시에는 물리적인 충격에 반응은 보일지 몰라도 오래 오래 기억을 하지는 않을 것이라 여겨왔다.

　신생아나 아기들이 충격의 위험에 어느 정도 노출되어 있는가? 필자는 많은 고통을 동반한 다양한 검사 혹은 치료가 행해진다고 믿고 있다. 여기에서 행해지는 검사나 치료는 아이한테 매우 중요한 영향을 끼치는데도 전혀 그러한 점이 고려되지 않았다는 점을 예의 주시해야 한다. 필자는 두개천골요법을 하면서, 체성감성 테크닉을 하면서 신생아나 아기들한테 행해지는 다양한 검사나 치료의 행위가 절대적인 영향을 주고 있다는 사실을 믿어 의심치 않는다.

신생아는 물리적 정신적 손상이 기억 속에 저장되고 있다. 이들은 이러한 경험이 자신에게 존재하고 있지만 억제되어 있다. 자라면서, 성인이 되면서도 이러한 기억을 의식하지 않으려고 무의식적으로 노력하고 있다. 그러나 이러한 노력은 까닭 없는 공포를 불러온다. 스스로 죄책감 등을 느끼게 한다. 나중에 정신적 장애 같은 이상한 행동으로 발전된다. 부정적인 발전을 하게 되는 것이다.

태어나는 사내아이한테 포경수술을 하는 행위는 어떠한가? 포경수술을 받는 아이는 태어나자마자 고통을 받게 된다. 아이는 울음소리를 세상에 표출하기 무섭게 비명소리를 세상의 담장 밖으로 질러 보낸다. 사내아이는 자라면서 당시의 기억을 잊어버리는 것 같아도 몸이 기억하고 있다. 우리의 피부가 피부 조직에 가해진 어떤 가혹 행위에 대해 기억하는 티슈 메모리처럼 말이다.

아이들은 고통을 기억할 만큼 뇌가 발달하지 않은 것은 사실이다. 그래서 지금도 의학계에서는 아이의 뇌가 숙성한 단계가 아니기 때문에 고통의 기억을 하지 못하는 것이라고 가르치는 것으로 알고 있다. 그래서 장기적인 정신적인 혹은 육체적인 상처가 아이한테 남을 일은 없다고 대개 모든 이들은 알고 있다.

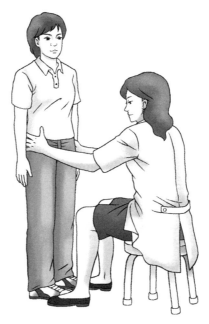

체성감성 풀어주기(SER)

그러나 몸속의 잠재된 기억들과 상호 교류를 하는 프로그램인 체성·감성 풀어주기나 치료적 연상 및 대화를 시도해 보면 놀랍게도 전혀 기억하지 못할 시기인 신생아나 아기일 때의 일들을 기억하며, 그 때문에 고통을 호소하는 경우를 발견할 수 있다. 분만중의 태아, 신생아, 보육원에 맡겨진 아이들은 그들에게 가해진 물리적 정신적 충격을 정말 기억하고 있다. 그러기 때문에 성장을 하여 문제가 있을 때 결국 신생아나 아이일 때의 일과 연관된 부분을 만나게 된다.

신생아나 아이들이 받는 이런 충격은 자연스럽게 가해지는 경우도 있고, 부모에 의해 가해지는 경우도 있다. 그리고 태어날 당시에 관계한 의사, 산파, 일부는 사고에 의해 가해질 수도 있다. 작은 물리적 충격이나 정신적 충격을 가하는 행위는 자라서 면역력이 약화될 때 치명적으로 밖으로 노출되는 경우가 많이 있다. 가령, 임신한 아이를 아버지가 원치 않아 많은 부부싸움을 하였을 때, 아이는 감정적 충격을 몸속에 받게 되는 것이다.

예방이 무엇보다 중요하다. 우리가 매우 약하게 여기는 신생아나 아이들에게 인격적인 예우를 해주어야 한다는 반증이다. 만약 이런 문제가 있다면 솔직히 인정하고 두개천골요법이나 체성감성 풀어주기 혹은 치료적 연상과 대화 등의 시술을 통해 근본적인 치유를 해야한다는 점을 기억하기 바란다.

만성통증, 대상포진, 장애의 치료에도 탁월!

　　CST(두개천골요법)는 만성통증과 장애의 치료에서 탁월한 효과를 발휘하고 있다. 만성통증은 인체의 어디서나, 갖가지 형태 혹은 크기로, 어떤 이유로도 나타날 수 있다. 통증의 장기화는 두개천골 조직의 활동에도 손상을 가져온다. 따라서 두개천골 조직이 효과적으로 치료되지 않으면 통증 또한 계속되는 악순환의 고리를 가지게 된다. 두개천골 조직에 여전히 문제가 남아 있기 때문에 환자들은 결국 심리요법 치료를 받거나 가망 없는 것으로 간주되기도 한다.

　　CST 치료는 이러한 환자들을 정상적이고 통증이 없는 생활로 복귀시켜 주는 **마지막 방법**이다. 만성통증은 디스크 탈골의 문제가 있는 경우에 흔히 나타난다. 디스크 탈골은 척수 신경근 압력에 기인한 통증의 유일한 원인이다. 여기서의 압력은 흉터 조직, 칼슘 퇴적물, 부어오른 조직, 비정상적인 척추관절, 비정상적 근육 수축 등이다.

디스크 탈골은 외과적으로 치료되고 신경근에 미치는 압력은 물리적으로 제거되지만, 섬세한 경막조직의 비정상적인 압박은 그대로 남아있다. 이러한 압박은 두개천골 조직 외부의 치료가 완료되었다 하더라도 두개천골 조직 내부로부터 끊임없이 **통증의 원형**이 그대로 지속되도록 할 수 있다. 따라서 정확한 두개천골요법을 통해 문제를 완전히 해결하는 것이 그만큼 중요한 것이다.

4년 동안 대상포진으로 고생해 온 사람이 있었다. 늑골 사이에 흐르는 하나 혹은 몇 개의 신경이 바이러스에 감염된 것을 대상포진이라 한다. 이것은 특히 통증이 심한데 실 한 올이 닿기만 해도 가혹한 통증을 유발하는 피부 발진이 수반되기 때문이다. 이러한 통증은 4~6주간 계속 되기도 한다.

대상포진으로 고생해 온 사람은 4년 동안 침술과 정골 요법의 치료를 병행하였다. 그 결과 효과는 있었지만, 만성통증은 완전히 사라지지 않았다고 했다. 이것은 신경근에 대한 감염이 신경줄기를 따라 인체뿐 아니라, 내부의 두개천골 조직에 옮아 갔기 때문이다.

이러한 경우, CST를 통해 척수 안의 두개천골 막 조직을 정확히 재가동시키면 통증은 사라지게 된다. CST 치료는 최소 40분이면 가능하다. 믿기지 않을 일이겠지만 4년간의 통증이 40분의 CST 치료로 끝나버렸다! CST의 매력은 바로 여기에 있다. 문제의 표면뿐 아니라, 그 **핵심**을 치료했기 때문이다.

K씨는 건축공사장 옆을 지나가다 사고를 당한 사람이었다. 강철봉이 신체의 하부에 떨어져서 골반 골절의 손상을 입었다. 그는 뼈의 봉합수술을 받았고 성공적으로 뼈는 치료 되었다.그런데 문제가 발생했다. K씨는 예전처럼 자신의 생각을 용이하고 신속하게 말로 표현할 수가 없었던 것이다. 강사였던 그는 강단에서 자신의 생각과 철학, 사상 등을 효과적으로 표현하지 못했던 것이다. 가르치는 것이 불가능할 정도였다.

그는 언어표현 문제 외에도 많은 등하부와 목의 통증, 두통, 혼란과 불안감에 시달리고 있었다. K씨의 경우, 처음 사고를 당했을 때, 부상으로 인한 그의 수막조직이 골반에 꽉 밀착되었고, 막 조직은 머리까지 계속되었기 때문에 막의 유동성과 기능 손상이 골반으로부터 머리와 목까지 전달되었던 것이다. 따라서 이러한 일련의 과정이 언어장애나 두통, 목 통증, 불안과 혼란의 원인이 되었다.

K씨의 경우, CST 치료를 통해 정상적으로 될 것이다. 1주일

에 한두 번, CST 시술을 받을 수 있다. 주기를 두고 1주일간의 집중적 치료를 받아도 좋을 것이다. 치료기간 동안에는 놀랄

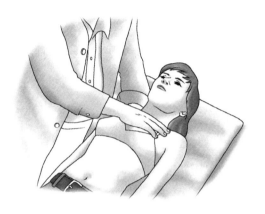

흉곽입구 풀어주기 위한 손의 자세

정도로 호전 되리라 믿는다. 이것이 두개천골 요법이 진행되는 방식이다. 환자는 무엇보다 마음을 열고 CST를 받아들여야 한다. CST를 신뢰하지 않고 CST를 시험해볼 목적으로 임한다면 애초에 CST를 받지 않는 것이 좋다. 두개천골 요법은 스스로 믿고 마음을 열었을 때에 그 효과는 배가되기 때문이다.

자동차가 등장한 이래 교통사고는 계속되어 왔다. 현대는 고통사고의 홍수 속에 처해 있다. 우리의 경우, 하루 평균 교통사

고는 수 백 수 천 건이며, 수 천 명이 사고로 다치는 실정이다. 교통사고로 혼수상태가 되거나 이로 인한 장애 경험을 많은 사람들이 호소한다. 사고 때문에 기억력이 쇠퇴하고 집중력과 이해력이 떨어지게 된다. 강박감과 초조감에서 자유로울 수가 없을 수도 있다. 후유증은 다양한 모습으로 나타나고 찾아온다.

CST를 통해서 치료가 가능하다. 두개천골요법이 환자의 뇌 기능에 상당한 도움을 줄 수 있다. 20여 년 동안 후유증이 몇 차례의 CST테크닉을 통해서 완전히 사라질 수도 있다. CST는 이처럼 놀랍고 신비로운 테크닉이다. 그 적용범위 또한 무한대라고 할 수 있다. 뇌출혈이나 동맥류를 제외하고는 거의 모든 질환에 적용시킬 만큼 방대한 효과를 가져다주는 테크닉이다.

척수부상으로 발도 움직일 수가 없고 감각도 느낄 수가 없는 환자가 누구나 될 수 있다.전적으로 남에게 의지할 수밖에 없고 장(腸)과 방광의 기능도 잃을 수가 있다. 젊은 나이거나 독신이며 미남미녀라면 더더욱 절망적일 것이다.

이러한 경우에도 CST는 탁월한 효능을 발휘한다. 뇌와 척수의 기능장애 환자를 위한 **집중치료 프로그램**을 통해 놀라운 결과를 발견할 수가 있다. 이러한 경우 CST뿐만 아니라 앞으로 소개될 에너지 낭포 풀어주기 및 치료적 연상 및 대화 등의 다양한 방법이 동원될 것이다.

2주간의 집중 프로그램 결과, 환자는 장과 방광의 기능에 대한 통제력을 회복하기 시작할 것이라 믿는다. 신체의 발과 신체 하반부에 감각을 느끼게 될 것이다. 다리를 조금씩 움직일 수도 있다. 불가능한 일이 아니다. **CST는 믿음이 앞서야 한다.** 믿기지 않더라도 시도하고 또 시도해야 효과를 발휘한다. 기대는 성공에서 매우 중요하며 패배를 기대하면 얻는 것은 패배요 성공을 기대하면 성공을 얻는다는 진리를 받아들여야 한다.

짧은 순간에 발작을 하는 경우가 있다. 이것은 뇌에 혈액의 흐름이 갑자기 방해를 받기 때문이다. 이처럼 뇌의 혈액공급이 장애받는 경우, 환자는 착란과 마비, 신체일부에 대한 통제력을 상실할 수가 있다. 또한 의식을 완전히 잃을 수도 있다.

뇌에 혈액이 순조롭게 흘러들고 산소가 풍부한 혈액을 뇌에 공급하는 것을 강화하기 위해 두개천골 요법을 사용한다. 흉곽 입구를 풀고, 후두골 기저부위 풀어주기를 실시하며, 두정부 끌어올리기 테크닉을 시술한다면 놀라운 결과를 만나게 되리라 믿는다.

이것이 CST의 세계다. CST는 불가능을 가능으로 만드는 테크닉이다. 죽어가는 사람을, 불치의 병을 고칠 수 있는, 믿고 의지할 만한 동기를 충분히 부여해주는 신비롭고 획기적인 테크닉이다.

공황장애, 관중 속의 나

요즘 공황장애를 앓고 있다는 말을 많이 듣는다. 특히 유명 연예인들이 이 질병을 앓고 있는 것으로 알려져서 많은 관심을 받고 있다. 공황장애는 극단적인 불안증상을 보이는데 문제는 특별한 이유 없이 예상치 못하게 나타난다는 것이다. 극도의 공포심을 불러오고 심장이 터질 듯하며 가슴이 답답하고 숨이 차다. 그리고 땀이 나는 등의 신체적 증상을 동반하는데 죽을 것 같은 불안함이 계속된다. 공황장애는 어떤 경우 세상에 혼자 남아 있는 듯한 불안을 보이는데 이를 광장 공포증이라 하며 백화점이나 공공장소에 오직 혼자 놓여 있는 것 같은 착각을 하게 된다.

왜 이런 일이 가능할까? 공황장애의 원인은 무엇인가? 처음에는 정신적인 측면이나 심리사회적인 측면의 연구를 진행했다. 그러나 최근에는 이런 연구들과 더불어 생물학적 요인이 공황장애의 주요 원인임을 밝혀내고 있다. 뇌의 기능과 구조의 문제들로부터 공황장애가 발생하고 있다는 것이 최근의 주요 쟁점이다. 뇌에는 다양한 신경전달물질이 들어 있다. 우리가 잘 아는 세로토닌이나 노르에피네프린 같은 신경전달물질을 예로 들 수 있다. 그런데 이런 신경전달물질 시스템에 이상이 생기거나 측두엽이나 전두엽 등의 뇌 구조에 이상이 생기면 공황장애에 빠지게 되고 이로 말미암아 많은 사람들이 고통 받고 있다는 것이다.

연예인 모(某)씨는 공연 도중에 공황발작이 발생했다고 한다. 공연 중에 흥분을 하고 춤을 추는 신체적인 행위가 과격해지면서 공황장애에 이르게 되었다는 것이다. 그는 감정이 고조되어 결국 무대 위에서 쓰러지고 말았다. 불과 공황장애가 자발적으로 생겨 10분 정도 사이에 이런 일이 벌어졌다. 그래서 공황장애를 겪고 있는 환자들은 발작을 예방하기 위해 자극적인 커피나 술을 삼가며 담배 역시 주의해야 한다. 수면 역시 충분히 취하고 식사를 적절히 하며, 과도한 조명을 삼가야 한다.

공포의 원인은 바로 이런 데서 비롯한다. 그런데 단순히 과로를 해서 너무 신경을 써서 이런 일이 발생하는 것으로 착각하는 사람들이 많다. 공황장애가 시작되면 맥박이 빨라지고 호흡이 곤란해지며 땀이 난다. 그런데 이런 모든 것들은 결국 자율신경계의 이상에 의해서 발생한다는 사실이다. 자율신경계

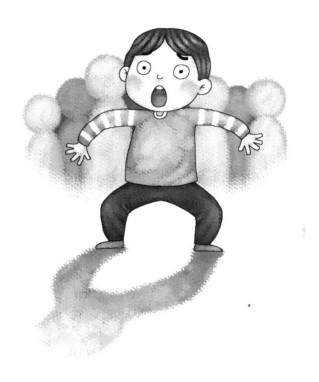

를 정상으로 돌려놓아야 이런 질병에서 벗어날 수가 있는 것이다. 대개 공황장애는 20 ~ 30분 정도 지속되지만 1시간 이내에 사라진다. 하지만 이런 일을 겪고 나면 정상적인 생활을 하는데 매우 지장을 초래하는 것이다. 20% 정도가 공황장애발작

시에 실신을 하는 것으로 알려져 있다.

이들은 번잡한 지역이나 밀폐된 지역을 회피하려고 한다. 남의 도움을 받기 어려운 것을 매우 두려워하며 그래서 친구나 가족 등을 동반하려고 한다. 집을 나가지 않으려는 행동도 보인다. 지하철이나 비행기, 버스 등에 탑승하기 두려운 점도 이들의 특징이다.

공황장애는 일반적으로 청소년기나 초기 성인기에 시작되는 것으로 보고되고 있다. 다양한 경과를 보이며 만성적인 형태로 진행하는 경향도 보인다. 생활하는데 별로 지장이 없는 사람들도 많지만 어느 정도는 생활이 불편할 정도가 되기도 한다. 이런 공황장애를 치료하기 위해 약물치료나 인지행동치료가 있지만, 우리가 제시하는 두개천골요법(CST)을 통해 충분히 해결할 수가 있다. 두개골의 뇌척수액의 흐름과 인체의 뇌척수액의 흐름을 원활히 하면 뇌의 신경전달물질 시스템이 정상화되고 또한 측두엽이나 전두엽 등의 뇌의 구조와 기능 역시 정상화되어 충분히 이런 질병을 예방도 하고 치료도 할 수 있다.

우리아이 건강두뇌 만들기
PROJECT

제 2 장

뇌는 반드시 움직인다!

우리 몸에서는 여러 움직임(rhythm)이 일어나고 있다. 맥박이 뛰는 심장박동의 움직임과 호흡의 움직임, 그리고 내부 장기의 움직임과 두개천골의 움직임이 있다. 1분에 심장박동의 움직임은 80회 정도, 호흡의 움직임이 14~20 회, 내부 장기는 6~8회 정도이고 두개천골의 움직임은 8~10회 정도이다.

여기서 얘기하려는 것은 두개천골의 움직임이다. 이 움직임은 아주 미세하고 그 범위도 짧게 나타난다. 이것은 인간이 태어나면서 시작되는 생리적 움직임이요 선천적인 움직임이다. 두개천골의 활발한 활동에 따라 몸 전체가 자연스럽게 반응하는 움직임인 것이다. 이것은 생명을 유지하기 위해 필수적으로 수반된다.

　이처럼 고유한 두개천골의 움직임, 다시말해 정상적인 고유의 움직임이 방해를 받을 수가 있는데 이를 제한(restriction)이라한다. 제한을 받게 되면 정상적인 생리적 움직임이 손상을 받게 되고 정상적 움직임이 아닌 뒤틀린 형태의 움직임을 띠게된다. 이러한 상태가 지속되면 심각한 문제가 발생하기 때문에제한적 상태에서 벗어나야 한다. 이러한 제한이 사라지는 것을우리는 이완(release)된다고 한다. 이완의 상태에서 몸은 긍정적호전반응을 보이기 때문에 긴장된 상태나 스트레스 등에 노출되지 않는 게 중요하며 이런 상태에서 신속히 벗어날 필요성이있다.

　두개골의 운동성이 정상적이지 못하면 다양한 종류의 질환들이 발생하게 된다. 무엇보다 뇌활동으로부터 생산되는 노폐물이 축적되고 이로 인해 발생하는 유해한 자극은 뇌의 기능을저하시켜버린다. 결과적으로 인체는 저항력이 떨어지고 여러질환에 쉽게 노출되어버린다.

　두개골의 운동성 장애현상은 기본적으로 2개의 유형이 있다.첫째, 두개골 운동성 장애가 두개골이 아닌 다른 외부에서 발생하는 경우이다. 이런 2차적 두개골 운동성 장애현상은 근육골격 계통의 문제, 두통, 편두통, 호흡기 질환의 문제 등으로나타나게 마련이다. 그러나 이러한 문제보다 더욱 심각한 것은 두개골 운동성 장애의 둘째인 두개골 자체에서 발생하는 문제들이다. 이거야말로 심각한 문제가 아닐 수 없는데 뇌성마비, 자폐증, 학습장애현상, 정신질환, 간질, 자율신경 장애, 부산하고 산만한 행동, 내분비계 문제, 반사회적 행동 같은 질환을 유발하는 것이다.

태어난지 얼마되지 않은 신생아가 갑자기 이유없이 사망하는 영아돌연사증후군은 두개골 운동성 장애현상이 아닐까 하는 강한 의구심을 가지게 된다. 이[齒]를 심하게 가는 어린이나 성인에게도 두개골 장애현상이 자주 나타난다. 이런 문제들은 결국 치아가 마모되면서 턱관절 문제를 유발시키게 되며 따라

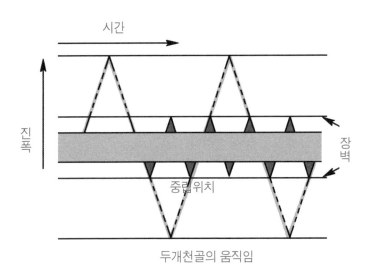

시간

진폭

장벽

중립위치

두개천골의 움직임

서 여러 가지 문제가 발생하는 것을 알 수 있다.

두개골 안면골격이 비틀어지면서 발생하는 얼굴의 비대칭성
한쪽 또는 양쪽 눈이 내려가는 현상, 턱이 한쪽 방향으로 틀어
지는 현상, 턱관절에서 삐그덕거리는 소리가 나는 현상, 얼굴
이 붓는 현상, 혈관성 두통, 귀에서 소리가 나는 이명현상 등이
나타나게 된다.

두개천골의 움직임에 대한 느낌은 크게 두 가지로 나타나는
데 시술자 다시말해 치료사는 이러한 움직임을 신뢰하고 그것
을 느끼도록 노력해야 한다. 하나는 굴곡(flexion)이다. 굴곡은 머
리가 횡으로 넓어지며 전후방의 길이는 짧아지는 느낌으로 설
명될 수 있다. 굴곡의 과정에서 몸은 외측으로 회전하며 넓어
지게 된다.

다른 하나는 신전(extension)이다. 이것은 머리가 횡으로 좁아지
며 전후방으로 길어지는 현상이다. 그러니까 굴곡과 반대의 느
낌으로 나타나게 되는데 굴곡 이후에는 신전이 되고 신전 이후
에는 다시 굴곡이 되는 과정이 반복된다. 이 과정의 중간중간
에 나타나게 되는 것이 바로 이완이 되는 상태로 우리는 이를
흔히 중립지역(neutral. zone)이라고 한다.

굴곡과 신전의 현상은 우리 몸의 여러 부위에서 나타난다.
머리에서 뿐만 아니라, 발과 발목, 가슴과 골반, 허벅지, 목과

팔, 그리고 인체의 다른 여러 부위에서도 느낄 수가 있다. 이러한 움직임을 발견할 수 있는 능력은 스스로 키울 수밖에 없는데 가정 먼저 시술자의 부드럽고 자연스러운 촉진에 달려 있다.

만약 그대가 환자라면 편안한 상태로 마음을 가져야 하며 CST를 무조건 믿고 따라야 한다. 시술자라면 환자의 몸과 마음이 가장 편안한 상태가 되도록 하라. 환자가 편안하지 않으면 시술자의 감지능력이 크게 제한 받게 될 것이며, 시술자가 긴장하거나 편안하지 않으면 감지하는 것 자체가 어렵게 될 것이다.

시술자의 손을 환자의 몸에 가볍게, 아주 가볍게, 계란을 지그시 보듬는 듯한 조심성으로 부드럽게 놓으라. 굴곡과 신전의 느낌을 이끌고 마음속으로 암시를 주는 것도 좋은 방법이 될 것이다.

두개골 운동성 장애는 다양한 원인에 의해 발생한다. 아이가 태어날 때 발생하는 경우가 의외로 많다. 산부인과 의사가 좁은 산도(産道)를 통해 아이들을 분만할 때 신생아의 머리를 잡고 뒤틀거나 밀고 끌어당기는 과정에서 두개골에 압박이 가해지며 신생아의 상부 목과 척추 사이에 발생하게 된다. 결과적으로 두개골 운동성 장애 현상이 전반적으로 유발되게 되는 것이다.

외상에 의해 발생하기도 한다. 넘어져 두개골에 충격이 가해지게 되는 경우다. 어린아이들에게 자전거를 가르친다거나 활동적인 운동을 시킬 때에 머리 충격을 막아주는 보호헬맷의 사용은 매우 중요하다. 어린 유아들의 허리를 잡고 예쁘다고 흔드는 과정에서도 많은 문제가 유발된다. 머리에 많은 충격이 가해져 여러 증상들이 발생하게 되는 것이다.

골반관절 문제, 한쪽 다리가 짧아진 단족 현상, 근막긴장 현상 등의 문제들로 인해 유발될 수도 있다.

CST는 놀라운 치료효과를 가져다 준다. 무엇보다 믿음을 통해 환자외 시술자간 커뮤니케이션이 전제된다. 커뮤니케이션의 진행은 우리 몸에서 발생하는 수많은 까닭모를, 손을 쓸 수 없는 질병들을 치유하는 데 놀라운 효과를 가져다 주리라 믿는다. 걷지 못하는 사람이 걷게 되고 6개월 된 단단한 혹이 몇차례의 시술로 사라지며 정신이 맑아지고 혈압이 정상이 되며 짧아진 다리가 한순간에 정상이 되는 놀라운 발견은 더 이상 기적이 아니라 우리들 눈앞에서 일어나고 있는 생생한 현실이다.

CST는 거의 모든 질병이나 불균형적 몸의 컨디션에 효과적이다. 이것은 직접 체험하지 못한 사람으로선 믿기지 못할 테크닉이다. 이제 마음을 가다듬고 아주 진지하게 CST의 세계로 들어가 놀라움을 느껴보기 바란다.

탐지기-우리의 뇌

인간의 뇌는 어떤 역할을 하는가? 곤충으로 말하면 더듬이 역할을 하는 것이 뇌이다. 더듬이를 가진 곤충을 잡아 더듬이를 한 번 제거해 보라. 곤충은 당장 방향을 잃고 이리저리 날뛰게 된다. 더듬이를 통해서 자신의 주변의 상황을 파악하고 주변에서 무슨 일이 일어나고 있는지를 감지하는 것이다.

또한 뇌는 감정의 여부를 가늠한다. 우리가 무엇을 좋아하는가? 싫어하는가? 그 남자, 그 여자를 마음에 들어 하는가? 마음에 들어 하지 않는가? 감정에 대해 이제 어떻게 해야 할까? 이런 고민을 담당하는 것이 또한 뇌이다. 이런 너머에 판단의 영역도 존재하고 있다. 그를 만나야 할까? 그녀를 만나러 가는 것을 포기해야 할까? 이런 모든 결정의 역할을 뇌에서 하게 된다.

뇌는 그래서 사령관이라 할만하다. 모든 지휘체계의 본부가 뇌에 있기 때문이다. 오케스트라의 지휘자 역할도 한다. 지휘자가 없다면 오케스트라는 아무리 화려하게 다양하게 모였다 하더라도 오합지졸이 되어버린다. 연주는 방향을 잃고 소음이 될 수밖에 없다. 그래서 인간의 뇌가 잘못 되면 인생의 방향이 갈피를 잡지 못한다. 뇌가 정말 중요한 이유는 그래서 당연한 것이다.

기억을 담당하는 것도 뇌이다. 물론 어떤 이들은 컴퓨터 자판을 두드릴 때의 기억은 뇌가 하지 않고 손가락이 감지한다고 한다. 실제 한번 적용해 보라. 컴퓨터 자판을 덮고 가, 나, 다, 라……이런 자판이 어디에 있는지 생각해 본다. 당연히 생각나지 않는다. 손가락이 기억하는 것이 일견 맞아 보인다. 하지만 이런 손가락의 기억도 뇌가 존재하기 때문에 가능한 것이다.

어떤 인체학자는 도마뱀을 연구하고 침팬지를 연구하고 인간 역시 연구했다. 이들 존재들의 뇌를 연구하기 시작했다. 연구의 결과, 인간과 동물이 행동을 유발하는 이유를 뇌로부터 설명해 주었으며, 동물이 인간보다 열등할 수밖에 없는 까닭 역시 뇌를 통해 설명이 가능하게 되었다. 따라서 공부를 잘 하는 학생이 있고, 공부를 못하는 학생이 있다면 무엇이 다른가? 이에 대한 대답 역시 제공할 수가 있었다.

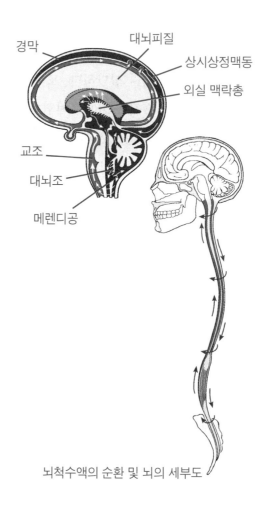

경막
대뇌피질
상시상정맥동
외실 맥락총
교조
대뇌조
메렌디공

뇌척수액의 순환 및 뇌의 세부도

　뇌는 우리의 성공할 확률을 보여준다. 우리가 어떻게 그것을 왜 선택하고 왜 선택해야 하는지를 보여주고 있다. 또한 왜 선택하지 않고 왜 포기해야 하는지도 보여주고 있다. 뇌가 없다면 어떻게 될까? 인간은 절대 살아남지 못한다. 인간뿐만 아니라 뇌를 가진 모든 생명체는 살아남지 못할 것이다.

인간의 뇌는 똑똑하고 영리하다. 우리의 안과 밖에서 변화하는 상황에 적응할 수 있도록 한다. 적응하지 못하면 살아남지 못하기 때문에 뇌는 절대적으로 적응하고 말도록 한다. 그래야 생명이 존재할 수 있고, 유지될 수 있기 때문이다. 뇌와 행동의 법칙, 절대적인 것은 아니지만 뇌는 거의 행동을 결정한다. 식물인간이 행동하지 못한 채로 숨을 쉬는 것과 확연히 다른 것이다.

이러한 뇌를 가장 뇌답게 가장 뇌를 보호하고 강력하게, 또한 가장 부드럽게 감싸주며, 뇌의 모든 흐름이 원활하고 기능이 100퍼센트 가능하도록 하는 것이 CST, 즉 두개천골요법이다. CST, 두개천골요법은 인체의 건강을 가장 잘 설명해 줄 수 있는 모델이다. 아이나 아동들의 뇌는 순수하며 오염이 되어 있지 않고 부드럽다. CST를 하면서 그 순정적 맑은 느낌에 항상 감동을 받는다.

그래서 CST를 받는 아이들의 뇌는 더욱 순수하고 맑으며 향기마저 느껴진다. 그리고 여기에 놀라운 건강의 효과, 더욱 놀라운 것은 키가 빨리 자라는 것, 이 정도면 됐지 더 이상 어떻게 CST를 소개할 것인가? 이제 받아들이는 것은 여러분 각자의 몫이 아니겠는가? 똑같은 이슬을 먹고도 뱀은 독을 만들고 젖소는 우유를 만든다. 결론은 나왔다. 여러분의 할 일이 무엇인지…….

접형골 콘서트

접형골은 인체의 중요한 백화점 같은 곳이다. 접형골을 알면 인체의 모든 질병을 이해할 수가 있다. 두개골은 어떤 부위라도 모두 소중한 곳임에는 틀림이 없다. 그럼에도 접형골이 무엇보다 중요하다는 것은 두개저의 중앙부에 위치하여 나비의 날개를 편 듯한 모양의 이 접형골이 두개골의 리듬운동에 매우 중요한 역할을 하기 때문이다. 인체의 중요한 질병, 까닭모를 질병, 보이지 않는 질병 등에 모두 관여하는 것이 바로 이 접형골이라 이해하면 그 중요성이 실감날 수 있을 것이다.

여러분은 앞에서 뇌척수액에 대해 읽었을 것이다. 뇌척수액과 관련한 말들은 무엇이 있는가? 무엇보다 수압에 관한 것이다. 뇌실의 수축과 팽창이 이루어진다는 것은 이미 밝힌 바가 있는데 바로 이런 수축과 팽창 때문에 수압의 차이가 생기는 것이다. 이런 수압에 의해 접형골에 힘이 전달되며, 이러한 힘이 바로 추진력이 된다. 추진력이 강력하면 우리의 뇌는 건강한 뇌를 영위하는 것이며, 추진력이 약하면 우리의 뇌 역시 건강하지 못한 것이다. 결과적으로 뇌척수액의 수압이 정상적으로 유지될 때 우리의 뇌는 건강을 유지할 수 있다는 말이 된다.

하지만 뇌의 건강이 오직 뇌척수액의 수압의 정상화로 결정되는 것은 아니다. 접형골과 후두골을 연결하는 이음새가 있는데 이를 유리연골결합이라 한다. 학자들 사이에는 이 연골결합이 유연성이 있느냐, 없느냐 의견이 나뉘었다. 그러나 필자의 경험에 의하면 분명히 이 연골결합은 유연성이 있다. 즉 움직임이 일어나고 있다는 말이다. 유연성이 없는 결합에 대해 사람들은 섬유연골결합이라 하기도 한다.

접형골과 후두골은 이런 운동성에 의해 밀접한 관련을 가지고 있다. 움직이는 관절이 아니라면 CST의 율동성이나 동력에 대한 설득력을 약화시킬 수가 있다. 접형골이 만약에 전방으로 전진한다면 후두골은 어떻게 될까? 당연히 움직임이 일어날 것이며, 함께 연결되어 있을 것이기 때문에 당연히 움직인다. 후두골은 후방으로 움직인다는 것이 맞으며, 만약 접형골이 후방으로 후퇴할 때 후두골은 후방에서 전방으로 전진하게 된다.

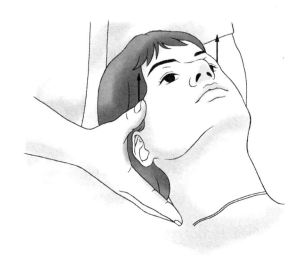

접형골 압박의 감소를 위한 손의 자세

이런 까닭은 무엇 때문인가? 바로 접형골과 후두골의 연결부위가 유리연골결합으로 되어 있음을 증명하는 것이다. 인간이 세상에 태어나서 죽을 때까지 바로 이런 운동성은 일어나고 있다. 두개골의 움직임은 그러니까 생명이 존속하고 있다는 반증이기도 한 것이다.

접형골과 후두골의 결합부위가 만약에 유연성을 잃어버렸다면 엄청난 문제가 발생할 것이라는 것은 당연하다. 어떤 이유에 의해서든 유연성을 잃게 되면 우리의 뇌는 스트레스를 받게되는 것이다. 인체에서 일어나는 이유를 알 수 없는 통증 등은 바로 이런 문제 때문에 발생하는 것으로 알고 있다. 그럼 왜 이런 접형골 기저에 있는 관절이 유연성을 잃게 되는 것일까?

이유는 접형골과 후두골 사이에 비정상적인 비틀림 현상이 일어나기 때문이다. 다시 말해서 어긋나게 되었다는 말이다. 정상적인 위치에 있어야 제대로 기능을 하는 법인데 이런 위치에서 틀어졌다는 말이다. 접형골의 중요성을 아무리 강조해도 지나친 말은 아니다. 하나가 망가지면 모두 망가진 것처럼 쓸 수가 없게 되는 장난감의 나사와 같은 이치다. 무심결에 누구의 머리를 때리는 일, 예쁘다고 군밤을 먹이는 일은 결코 바람직한 것이 아님을 알 수 있다. 접형골과 관계하고 있는 다양한 골격, 이런 골격들은 마치 콘서트를 하듯 인체에 중요한 기능을 하고 있다. 콘서트 핵심 멤버가 있고, 특별출연하는 부속 멤버가 있는 것과 흡사하다 할까? 접형골 콘서트는 그래서 붙여진 이름이다.

이제야 밝혀지는 뇌의 놀라운 비밀!

　과학자들은 45억 년 전에 지구가 생성되었다고 본다. 그로부터 10억년 뒤에 생명체가 발생했을 것으로 추정한다. 물론 최초의 생명체는 세균이었을 것으로 믿고 있다. 다윈(Darwin, C. R)은 하등생물에서 고등생물로 진화되었다는 해석을 내렸다. 미생물의 존재가 너무 작아서 거의 눈에 보이지 않았기 때문에 다윈이 미생물의 존재를 밝혀내지는 못했지만 당시로선 획기적인 업적이었다.

　17세기 후반에서야 네덜란드의 레벤후크(Leeuwenhoek, A. van)가 현미경을 고안해서 작은 생물이 처음으로 사람의 눈에 띄게 되었던 것이다. 인류는 미생물의 존재를 인식하고는 있었지만 미생물 작용에 의한 현상들은 정확히 알지 못했다.

인류를 한때 위협했던 페스트나 콜레라, 악성유행성 병원균, 농작물을 죽이는 식물성 병원균 등은 미생물의 관여에 의해 이루어지는 작용이란 사실을 인류는 단지 추정하고만 있을 뿐이었다. 그러나 금세기에 들어와서 입증하였다.

미지의 세계를 항해하는 인류의 열정은 그래서 위대한 것이다. 관심과 의혹의 변주 사이에서 미증유의 사실들이 입증되는 가치의 위대함, 그래서 인체를 둘러싸고 벌어지는 인류의 관심과 의혹을 통한 논의는 오늘날에도 여전히 계속되고 있다고 본다.

인간의 뇌를 둘러싼 구구한 논쟁도 이와 비슷한 절차와 과정을 거쳤지만 역시 열정적인 과학자들의 업적으로 새롭게 밝혀지고 있다.

그중 하나가 반폐쇄수력학 체계이다. 반폐쇄란 반은 열려있고 반은 닫혀있음을 의미하며 수력학체계란 물의 원리로서 작용한다는 것을 의미한다.

두개천골을 뇌척수액이 채우고 있다. 이러한 뇌척수액은 물과 같이 움직이기 때문에 대량으로 압축될 수가 없다. 말하자면, 고무풍선에 가득 물을 채운 상태에서 풍선의 한쪽 면에 압력을 주었을 때에 풍선 안에 있는 물의 부피가 줄어들지 않고 압력을 받은 만큼 다른 부위로 일정하게 팽창된다는 얘기이다.

경막은 뇌와 뇌척수를 감싸고 있는 비교적 거칠고 비탄력적인 결합조직이다. 두개골의 안쪽 벽에 융합되어 있다. 경막은 스스로 뇌척수액을 흡수할 수가 없기 때문에 이 조직으로의 뇌척수액 흡수와 배출은 특별한 조직과 구조를 가진 맥락총과 지주막 융모를 통해 이루어지는데, 흡수와 배출의 메커니즘이 반폐쇄 구조를 만들고, 이것이 원활한 흡수와 배출을 통해 우리 몸의 항상성(homeostasis)을 조절하고 있다. 혈당, 체온, 혈압, 기타 인체 내에서 발생하는 여러 가지 활동 등도 이러한 메커니즘을 통해서 끊임없이 조절되고 있다.

경막 안의 뇌척수액에 의해 발생되는 이동하는 힘은 미력하지만, 뇌척수액 표면에서 작용되는 압력은 힘이 가해지는 방향을 향해서 일정하게 전달된다고 한다. 따라서 경계 부위에서 우리가 압력이나 여타의 물리적 힘을 가한다면 이것은 뇌척수액을 통하여 조직의 모든 부위에 일정하게 전달되는 것이다.

미생물의 위대한 발견과 확인처럼 뇌척수액의 발견과 확인도 위대하다. 이러한 예증이 바로 반폐쇄수력학 체계이다. 이것은 두개천골요법을 시작하는 가장 기본적인 원리다.

지금도 두개천골에 관한 많은 연구가 진행 중이고, 많은 과학자나 의사, 테라피스트에 의한 발견과 그것을 통한 임상도 계속되고 있다. 국내에서는 이제 시작이지만, 점차 시간이 흐를수록 그 놀랍고 신비로운 CST의 세계에 누구나 빠져들게 되리라고 믿는다.

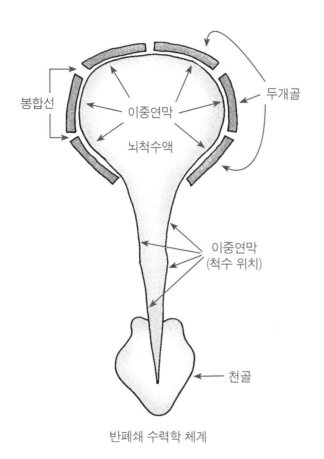

봉합선

이중연막

두개골

뇌척수액

이중연막
(척수 위치)

천골

반폐쇄 수력학 체계

뇌하수체를 아십니까?

　뇌하수체는 우리의 몸에서 가장 중요한 역할을 하고 있는 부위다. 즉 내분비기관으로서 시상하부의 지배를 받고 있다. 인체에 필요한 여러 가지 중요한 호르몬의 분비에 관여한다. 이렇게 뇌하수체에서 분비한 호르몬은 인체의 다른 기관들에 제공되어 호르몬의 분비를 자극하며 원활한 활동을 할 수 있는 기능을 하고 있다. 뇌하수체는 머리의 한 가운데에 위치하고 있는데 코의 뒤쪽에 나비굴이 있으며, 그 위에 터키안장이라는 뼈가 있는데 바로 그 위에 있는 것으로 알려져 있다.

　뇌하수체는 안격막으로 둘러싸여 있으며, 시상하부의 한 줄기를 형성하고 있는데 인간의 두뇌에 중요한 마스터호르몬을 분비하는 곳이다. 뇌하수체는 접형골이나 서골, 전두골, 비골 등과 밀접한 연관을 맺고 있기 때문에 뇌하수체의 긴장을 풀어주는 것이 매우 중요한 것이다.

우리가 흔히 전두골을 비골과 상악골에서 분리하는 이유가 뇌하수체를 포함한 시상하부를 이완시키기 위함이다. 전두골이나 비골이 유착되었다면 다양한 문제를 유발시키는데 흔히 축농증이나 ADHD등의 잠재적인 원인이 되기도 한다. 전두골이나 비골은 우리 뇌의 전전두엽에 해당하며 전전두엽의 전기신호의 오류와 도파민의 과잉 분비는 이 부분의 문제를 야기시키는 것이다.

그리고 전두골과 비골의 유착이 생기면 사골의 운동성에 제한이 생기는데 이를 풀어준다면 사골의 계관에 붙어 있는 대뇌겸자를 이완시킬 수가 있고, 접형골과 손의 깎지를 끼듯 맞물려 있는 사골을 이완시키면 잠재적으로 접형골의 운동성을 회복하는 것을 기대할 수 있다. 접형골의 문제는 인체의 매우 다양한 문제를 일으키는 주범이라 하였거니와, 접형골의 비정상적인 위치이동, 서골과의 압착은 뇌하수체에까지 영향을 미치게 된다.

필자의 저서 『에너지 전송』에서 소개하고 있듯 뇌하수체의 이완을 위해 에너지 전송을 활용할 수 있다. 물론 효과는 거의 퍼펙트 하다는 것이 임상가들의 전언이다. 구개안으로 에너지

전송을 쏘아 보낼 때 접형골의 터키안에 자리 잡고 있는 뇌하
수체를 향해 에너지를 전송한다. 만약 파킨슨 환자나 치매, 우

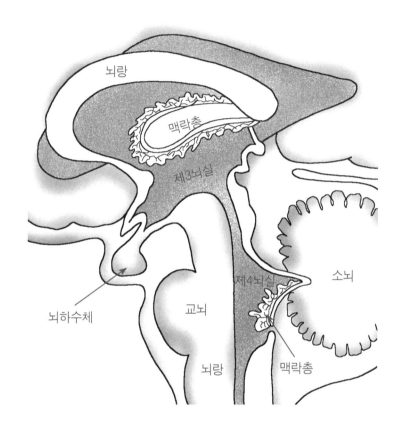

울증 환자, 과잉행동장애, 아스퍼커 장애를 앓고 있는 환자에
게 이를 사용하면 극적인 효과를 기대할 수 있다.

　뇌하수체와 관련한 손상을 입게 되면 많은 문제를 야기한다.
타인의 감정을 이해하지 못하는 행위, 타인의 입장을 배려하지

못하고 감정이입 역시 되지 않는 행위 등을 야기할 수 있다. 주위에 이런 환자들이 많다면 바로 뇌하수체와 관련하였거나 뇌하수체와 연관한 부분의 문제로부터 비롯될 수가 있다. 뇌성마비 환자들에게 많이 발견되는 것이 시상봉합유합증이라 하는데 시상봉합의 운동성이 사라지면 지주막 융모에서 뇌척수액을 흡수하지 못하게 되는데 뇌척수액을 흡수하지 못함으로써 인체에 많은 문제를 일으키게 되는 것이다.

계절이 바뀌고 있다. 환절기에 발생할 수 있는 감기, 축농증, 우울증, 산만한 마음, 정신의 혼란, 이기적인 충동 등등 다양한 질병은 적어도 뇌하수체의 문제와도 관련이 깊다고 할 수 있는데 CST를 통해서 뇌하수체를 릴리즈 하는 것만으로도 우리는 충분한 효과를 얻을 수가 있다. 여기 언급하고 있듯 CST는 엄청난 위력을 지닌다. 그리고 쉽게 생활 속에서 실천할 수 있는 것으로부터 아주 심오한 학문적 깊이와 설명할 수 없는 놀라운 효능까지 지니고 있다.

위대한 발견

어떤 발견은 신비롭고 위대하다. 그것은 인류에게 혜택을 가져다준다. 프로이드의 심리이론처럼 내면적 성향의 발견은 신뢰를 얻는데 많은 시간을 요구한다. 그것은 인간에게 실용되는 과정이 막연하게 느껴지기 때문이다. 이러한 과정을 거쳐 작은 개념을 형성하고 이것들의 구성을 통해 하나의 이론으로 정립된다.

여기 소개하려고 하는 두개천골요법 역시 그런 과정을 거쳐 성숙된 이론이다. 그러나 프로이드의 심리이론과는 달리 우리 시야를 통해 물리적으로 느낄 수 있는 발견이란 점에서 인간에게 미칠 그 혜택의 가능성은 무한대로 열려 있다. 우리는 이제

이 역사적 발견과 그 발견을 통해 정립된 이론을 믿고 따르기만 하면 되는 것이다. 이것은 인류 최대의 관심사인 건강과 행복의 한가운데 존재하는 신비롭고도 감미로우며 그로테스크까지 하는 학문이라고 말해도 좋을 것이다.

두개천골요법은 테라피를 뛰어넘은 하나의 이론이다. 1930년대에 D. O인 윌리엄 서더랜드에 의해 발견되고 발전되어온 방법이다. 미시간 주립대학에서 1975년부터 1983년까지 존 어플레저 박사를 주축으로 수많은 의사와 인체역학 교수들의 과학적인 연구를 통해 광범위하게 발전한 이론이다.

이론의 시초는 발상의 전환에서 비롯된다. 서더랜드는 두개골의 해부학적 형태에 푹 빠진 두개골 마니아였다. 그는 어른의 정상 두개골은 석회화 되어 굳어 있기 때문에 움직임이 불가능하다고 배웠지만, 두개골은 생성 당시 움직일 수 있도록 이루어졌다고 생각했다. 이것은 획기적인 생각의 전환으로, 서더랜드를 가르친 해부학자나 다른 많은 해부학자들은 두개골이 뇌를 보호하며 피를 만드는 기능만 있을 뿐, 움직임은 없다고 주장하던 시절이었다.

서더랜드는 두개골이 상호 연결되어 움직이고 있다는 사실을 확신하고, 자가실험을 통해 확연히 인식한 다음 다른 사람들의 머리를 촉진하여 그 움직임을 더욱 자세히 느낄 수가 있었다. 두개골의 움직임과 동시에 천골이 함께 움직인다는 사실

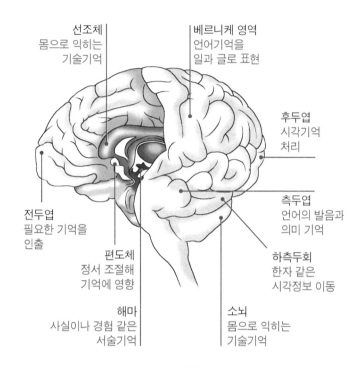

선조체
몸으로 익히는
기술기억

베르니케 영역
언어기억을
일과 글로 표현

후두엽
시각기억
처리

전두엽
필요한 기억을
인출

측두엽
언어의 발음과
의미 기억

편도체
정서 조절해
기억에 영향

하측두회
한자 같은
시각정보 이동

해마
사실이나 경험 같은
서술기억

소뇌
몸으로 익히는
기술기억

영역별 담당 기억

도 발견했다. 천골이란 사람의 엉덩이뼈를 말한다.

서더랜드는 두개골의 율동적인 움직임을 후두골과 천골을 핵심으로 설명한다. 정상상태에서 후두골은 반드시 천골의 생리적 움직임에 영향을 주고, 천골의 움직임도 대응해서 후두골의 생리적 움직임에 영향을 미친다는 것이다

그리고 서더랜드는 두개골의 핵심으로 접형골을 강조한다. 접형골은 추진력의 중심점이며, 따라서 그 추진력은 모든 두개

골에 움직임을 발생시킨다는 것이다. 여기서 중요한 점은 접형골의 추진력의 핵심이 뇌척수액이라는 사실이다. 뇌척수액은 생산의 속도와 척수액의 흡수속도의 차이에 따라서 압력의 증가와 감소의 형태를 보이는데, 결과적으로 반폐쇄 수압체계 내에서 뇌의 율동적인 변화를 만들어내는 것이다.

미시간 주립대학을 중심으로 시행된 연구를 통해서는 뇌척수 액압의 변화를 조정하기 위하여 두개골을 끊임없이 미세하게 움직여야 한다는 사실이 밝혀졌다. 이것은 두개골이 두개천골 조직의 변화하는 압력에 부응하여 움직이는 리듬을 상실할 때 조직의 기능이 손상되고 질병증상이 발생할 수 있다는 사실을 보여주는 것이다.

두개골을 비롯해 하부천골, 그리고 주요 신경이 신체 모든 부위에 통할 수 있게 해주는 두개골과 척추골의 모든 작은 통로에 경막 조직이 달라붙어 있음을 알았는데 움직임의 제한이 두개천골조직 기능을 어떻게 손상시키며 그 손상 부위를 찾아내는 일이 중요한 것이다. 또한 정상적 조정 움직임을 어떻게 복원시킬 수 있는지 알아내는 일도 중요한 것이다. 앞으로 소개되는 CST 관련 글은 이러한 활용과 사례를 체계적으로 보여줄 수 있을 것이며, 오늘날 웰빙의 시대에 건강의 중요성에 대한 새로운 인식에 발맞추는 값진 기회가 되리라 믿어 의심치 않는다.

뇌로부터 삶의 의미를 찾자!

　뇌를 얘기하는 데 노자를 불러오게 되었다. 뇌의 신비함이란 이렇듯 유구한 사상의 흐름과도 일맥상통한다. 엄청난 세월의 겹 속에서도 노자는 현대인들의 삶의 지침이 되고 여전히 삶의 중심 속에 회자되어 오고 있기 때문이다. 인간의 의미는 뇌를 분리해서 생각할 수가 없다. 뇌 없는 인간이란 존재하기 어렵다. 뇌는 생명체의 중심이며 근본이다.

　노자는 실로 인간의 의미를 깊고 새롭게 한 인물이다. 지금으로부터 2600여 년 전의 사상이 끈질기게 역사를 가로질러 그 명맥을 유지하고 현대인들에게 회자되고 있다는 사실은 그 안에 역시 불사조 같은 생명력이 존재하고 있다는 것을 입증하는 것이다. 뇌의 생명력처럼 끈질긴 생명력이다.

이러한 생명력이란 무엇일까? 두개천골에서 말을 하고 있는 에너지이다. 인간에게 필요한 에너지, 삶의 유지를 위해 필요한 에너지, 그 에너지는 도를 통해 청결하게 되고 도를 통해서 배태되고 있다.

인간의 심층 속에는 분명히 도(道)에 관한 사상이 존재한다. 인간의 성정에 따라서 일어나는 다양한 생각들이 정갈하면서도 심오하게 반영되어 있다. 이러한 내용을 더듬어 현대적 삶의 체계를 바로 세우고 삶의 이정표를 설정하는 일은 매우 중요한 일이다. 그리고 더욱 정밀하고 투철하게 새로운 해석 등을 유도해 나가는 사람들의 행위는 더욱 가치 있는 일이 아닐 수가 없는 것이다.

노자는 역시 처음부터 우리의 마음을 압도하며 생각을 붙들어버린다. 노자란 학문이 결코 쉽게 범접하기 어려운 것이라는 느낌을 가지게 한다. 道, 可道, 非常道요, 名, 可名, 非常名이라, 하는 첫 구절을 접한 순간 우리는 지금까지 들여다보지 못한 생각의 깊이를 깨닫게 된다. 무엇보다 명쾌하게 이해되지 않는 의미를 어떻게 받아들여야 하는지 우리는 고민하게 된다. 우리가 처음 CST는 대체 뭐지? 하는 것처럼 말이다.

'말로 표현할 수 있는 도는 영원한 도가 아니다'는 문구를 놓고 보았을 때, 이에 대한 의미를 어떻게 이해하는 것이 바람직한 해석인지 망설이지 않을 수 없다. 다행히 여러 선각자나 학자들에 의한 해석이 있었으므로 우리는 훨씬 쉽게 그 의미를 이해할 수가 있게 되었지만, 이들의 노력이 없었다면 그 의미를 터득하는 데 많은 번거로움이 있었을 것이라 믿는다. CST에 대한 정보와 지식 역시 이를 연구하며 천착했던 이들이 있었기 때문에 오늘날 인류에게 신비한 선물이 되고 있는 것이라고 필자는 생각한다.

말로 표현할 수 있는 도는 영원한 도가 아니라 함은 우리는 쉽게 도를 말해서는 안 된다는 의미를 내포한다고 생각된다. 말이 무성한 시대에 우리는 살고 있다. 현대인들은 말을 뒤집기를 손바닥 뒤집는 것처럼 쉽게 하고 있다. 특히 무심히 내뱉는 거짓과 위선들은 이를 입증한다. 노자는 자신의 첫째 잠언으로 함부로 도를 논하지 말 것을 당부했던 것이라 할 수 있다.

부를 수 있는 이름은 영원한 이름이 아니라는 앞의 댓구 부분은 우리가 또한 함부로 이름을 부르지 말며 함부로 이름을 내려놓지 말 것을 경고하는 강력한 메시지라고 생각한다. 현대인들은 누구나 자신의 이름을 지니며 자신의 이름이 알려지고 사람들 사이에 회자되기를 바라는 것 같다. 자신의 이름을 내려놓기 위해서는 그 만큼 당당해야 한다. 흠결이 많은 사람이 어느 곳에 들러 함부로 자신의 이름을 내려놓는다면 이는 당연히 수치일 수밖에 없는 것이다.

우리는 여기에서 변화를 직시해야 한다. 고인 물은 언젠가는 썩게 마련인 것처럼 변하지 않으면 안 된다. 물이 끊임없이 흘러야 그 본성을 다하는 것처럼 말이다. 우리가 생각하는 몸을

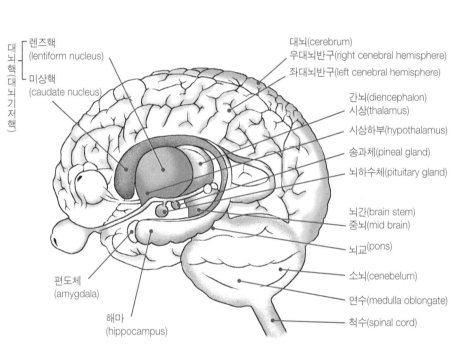

대뇌핵(대뇌기저핵)
렌즈핵 (lentiform nucleus)
미상핵 (caudate nucleus)

편도체 (amygdala)

해마 (hippocampus)

대뇌(cerebrum)
우대뇌반구(right cenebral hemisphere)
좌대뇌반구(left cenebral hemisphere)

간뇌(diencephalon)
시상(thalamus)
시상하부(hypothalamus)
송과체(pineal gland)
뇌하수체(pituitary gland)

뇌간(brain stem)
중뇌(mid brain)
뇌교(pons)
소뇌(cenebelum)
연수(medulla oblongate)
척수(spinal cord)

치료하는 의술에 대한 것이나 웰빙의 삶을 살아가기 위해 필요한 정보 등에 대해서도 지금까지의 아집을 버려야 한다. 이제 변하지 않고 틀에 박힌 생각이나 행동은 자신의 삶을 과거의

흔적이나 고통에 붙박아버리는 우매한 행위에 지나지 않는다. CST의 위대한 힘과 놀라운 치유의 기적을 받아들일 필요가 있다는 말이다.

우물은 퍼내야 물이 다시 차오르게 마련인 것처럼 때론 과감히 버리는 삶이 중요하다. 우리가 타악기를 보게 되면, 속이 비어 있기 때문에 소리가 울리는 것을 알 수 있다. 풀무나 피리는 속이 비어 있음으로 그 기능을 다하는 것이고, 활은 자신의 고집을 꺾고 휘어질 때 그 가치를 다하는 것이 아닌가? 더욱 많은 소리와 기운이 나오도록 하려면 속을 비워 두는 여유가 필요하며, 조금 밀어 보낼수록 더욱 맑고 청아한 소리와 기운이 나오게 된다. 이는 우리에게 어떤 극단에 치우치지 말며, 중화적 태도를 지니는 것이 중요함을 깨우쳐주는 대목이라 할 수 있다.

CST를 받아들이고 신뢰하는 문제는 바로 위에 언급한 것들을 이해하는 것과 일맥상통한다. 노자의 신비로움처럼 이것은 신비롭다. 그래서 막간을 이용해 저 너머인 듯한 얘기를 꺼내본 것이다. CST를 접하게 되면 얻을 수 있는 것들이 훨씬 많다는 것을 느끼게 된다. 때로는 자신의 가장 심각한 문제를 해결하는 수도 있다. 인생의 행로를 해결해주는 지침 역할을 할 수도 있다. 그래서 여기에 등장하는 CST를 통한 뇌에 관한 이야기를 자기 것으로 만들기를 바라는 것이다.

CST의 걸어온 길
– 역사와 전망

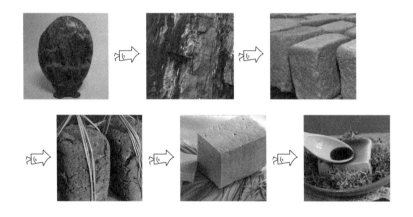

두개골은 단단한 차돌, 석회석, 메주 같은 형태로부터 두부의 형태까지 다양하다. 차돌의 형태에서 석회석, 석회석 형태에서 메주, 메주의 형태에서 두부의 형태, 두부의 형태에서 연두부의 형태로 변화해야 기능이 활성화 된다.

최근에 불치병이나 난치병이 늘어나고 있다. 증세는 있는데 병명은 없는 것이 특징이다. 사소한 질병 같은데 알고 보면 중대한 질병에 속한 것들이다. 일상생활 속에서 그저 그렇게 넘겨버릴 만한 것도 많다. 그런데 결과는 무서운 것을 가져다준다. 어떤 사람은 자살을 선택한다. 어떤 사람은 생활 자체를 포기한다. 요즘에도 보면 연예인들 사이에 얘기들이 많이 나오고 있는데 공황장애 같은 것이 여기에 해당한다.

이런 상황은 가벼운 듯해도 엄청난 질병이다. 우울증이 결국 자살을 불러오는 것처럼 이런 장애도 자살을 불러온다. 가랑비에 옷이 젖는다는 말이 있다. 보이지 않는 작은 것이 끝내 흠뻑 젖을 때까지 가게 만든다. 이런 질병들이 그렇다. 그저 작은 것이라 방치하면 끝내 위험한 지경에 이르게 되는 것이다. 자신에게 일어나는 일들, 자신의 상태, 그저 쉽게 넘겨서는 안 된다는 말이다.

우리 주위에 그런 사람들이 많이 있다. 그런데 문제는 이런 증상들을 신체와 전혀 관계없는 정신적인 것으로만 받아들이는 것이다. 이런 생각이 문제이다. 정신적인 장애는 철저히 신체적인 것과 결부되어 있다. 우울증이나 공황장애 등의 문제도 결국 신체적 질병이다. 이런 문제는 그래서 양방에서 해결하기 곤란하다. 카이로프락틱에서 인체를 누르고 찌르고 꺾고 돌려서 해결할 수 있는 질병이 아니다.

그래서 나온 것이 바로 CST, 두개천골요법이다. 두개골과 천골 사이에 뇌척수액이 이동하고 있다. 이런 뇌척수액의 문제와 직접적으로 연관이 있는 것이 바로 두개골 천골 요법이라는 것인데 최근 10년 정도의 기간 중에 가장 빠르게 우리나라에 퍼진 요법이다. 이는 이미 대체의학 가운데 가장 황금요법이며, 옛날 궁중에서 은밀히 행해지던 요법이라 알려져 있다. 왜냐하면 너무나도 획기적인 치유법이기 때문이다.

미국에서는 지난 1985년 이래 수 만 명의 치유사들이 배출되었다. 왜냐하면 이런 황금요법이 이제 더는 은밀한 수기법이 아니기 때문이다. 왕족들만 치유 받을 권리란 없는 것이며, 누구나 이 요법으로 치유 받을 권리가 있는 것이다. 또한 치유에 이르기가 너무 쉽고, 놀랄만한 테크닉을 지니고 있기 때문이다. 미국에서는 미시간 주립대학의 어플레저 박사를 중심으로 두개골 천골 요법 즉 CST가 발전하게 되었다.

물론 그 이전에 서덜랜드 박사에 의해 다양한 두개골 치료의 논쟁이 있었다. 극적인 성공사례들이 소개되고 있다. 임상가들은 치유사들이 확고하게 경험하는 치유의 경험을 통해서 배출되는데 전혀 인체에 무리수를 가하지 않은 상태에서 놀라운 치유의 단계에 이른다. 불치병이 두개골 천골 요법에서 가장 놀라운 치유의 임상사례, 호전의 상태에 이르는 모습을 보여준다고 한다.

가벼운 터치, 촉진을 통해서 절단하고 찢고 찌르는 어떤 과정보다 강력한 치유의 단계, 신비의 치료적 단계에 이르게 된다. 두개골 천골 요법, CST는 다양한 부속 테크닉을 동반하고 있다. 에너지 전송이나 체성 감성 이야기, 뇌호흡 등 상당히 색다른 분야가 될 수 있다. 빠샤라고 부르는 근막의 이완 같은 것도 엄밀히 말하자면 이것과 관계가 있다.

수쳐, 두개골에 봉합된 모습, 두개골 천골의 시작은 바로 이 수쳐 부분의 이해로부터 시작된다. 카이로프락틱과 확연히 다른 치유의 세계, 두개골 모습을 도면에 그릴 때 보이는 점선의 모습이 바로 수쳐인데 두개골이 움직이고 있다는 사실로부터 CST는 출발한다. 옛날에 의학자들 사이에서 전적으로 부정되었던 두개골의 움직임이 비로소 사실로 드러난 것이다. 여전히 신비한 요법들이 베일에 가려진 채 서서히 그 모습을 보여주기 시작했다.

두개천골요법(CST=Cranio Sacral Therapy)이란?

두개천골요법은 한마디로 '이것이다'라고 정의를 내릴 수가 없는 학문이다. 인체의 모든 기능과 역할을 이해하고, 인체의 내부에 존재하는 '내부의사(內部醫師)에 대한 믿음이 확고할 때, 비로소 정의되는 것이라고 할 수 있다. 그래도 설명이 필요하다면 이렇게 대답할 수 있을 듯하다.

두개골과 천골 사이를 뇌척수액이 원활하게 흐름으로써 인체의 항상성 혹은 면역력의 유지에 탁월한 요법이며, 뇌척수액이 활성화되면 인체의 다양한 문제들이 해결된다는 믿음 또한 필요하다. CST를 하기 위해서는 뇌척수액의 생성과 흐름, 두개천골계의 리듬, 에너지 낭포, 체성감성 풀어주기 등등 다방

면의 이해가 요구 된다.

두개천골요법, 즉 CST는 현대의학의 맹점과 카이로프락틱의 한계를 극복한 요법이다. 인간의 몸을 고도의 손의 감각을 통해 감지하며 물이 자정작용을 하듯 인체 스스로 치유하도록 유도하는 기법이다. 인체의 구조와 역할을 이해하고 시도할 때 치유의 효과는 배(倍)가 된다고 하겠다. 두개천골요법의 중요한 하나는 뇌는 움직인다는 점이다. 지난날 수많은 과학자들이 뇌는 움직이지 않는다고 주장했지만 실제 뇌는 움직이고 있으며, 두개골에 존재하는 봉합이 그 증거라고 할 수 있겠다.

두개천골계는 인간의 탄생에서 죽음까지 뇌와 척수의 기능이나 성장, 발달을 위해 내부적 환경을 조성하고 있다. 신경계, 근골격계, 혈관계, 임파계, 내분비계, 호흡계 등등 다양한 부위에 영향을 미치는 것이다, 이러한 부위에 문제가 발생하면 두개천골계에도 필연적으로 문제가 발생한다는 점이다.

이렇듯 정교하며 복잡한 학문이 두개천골요법이다. 무엇보다 두개천골요법은 인체를 다루는 매우 소중한 대체의학의 분야이다. 이것은 육체뿐만 아니라, 정신과 감성, 체성 등의 조화이다. 더욱 자세한 내용은 『두개천골요법』(김선애 2009, 갑을패), 『에너지 전송』(김선애 2010, 갑을패)을 참조하기 바란다. 책의 원리편을 이해하면 두개천골요법이 어떤 학문이란 것을 어렵잖게 파악할 수 있을 것이다.

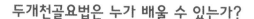

두개천골요법은 누가 배울 수 있는가?

두개천골요법은 누구나 배울 수가 있다. 우리가 권장하는 것은 가족끼리, 연인끼리, 친지나 이웃끼리 혹은 누군가를 위해 면역과 치유의 손길을 펼치고자 하는 마음의 소유자들은 누구나 배워서 실천할 수가 있다. 10단계 테크닉은 물론 악세서리 테크닉이 있는데 짧은 기간에 습득할 수가 있다. 인체에 대해 이해를 하는 것이 중요하지만 인체를 이해 못한다 하더라도 테크닉을 익혀 아이도 엄마나 아빠한테 시도할 수가 있을 것이다. 물론 시도하면 효과는 탁월하다.

필자는 모든 사람들이 이것을 익혀서 건강하고 여유로운 삶을 누리도록 권장하고 있다. 장차 웰빙시대를 맞아 CST 전문가들의 활동이 기대 된다. 일반병원은 물론 한의원, 요양병원, 재활원 등등 전문공간에서의 요구는 물론 가정의 안방과 거실에서 두개천골요법이 행해질 것이라고 본다. 건강에 대한 욕구가 강렬한 만큼 CST 요법의 중요성을 인식하게 될 것이다.

인체 특히 인간의 뇌는 매우 예민한 기관이기 때문에 작은 압력에도 긴장이 유발되며, 이러한 긴장을 통해 심각한 질병의 예후를 보일 수가 있는 것이다. 어렸을 적 부모로부터 말썽꾸러기라며 머리를 쥐어 박힌 일이 있었다면 자라서 혹은 어른이 되어서 인체의 면역력이 떨어질 때, 인체는 그것을 기억하고 있다가 문제를 유발할 수 있다. 압력과 힘은 두개천골요법과 배치되는 개념이다.

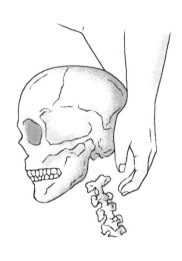

최근 왜 이 요법이 뜨고 있는가?

현대인들은 매우 복잡한 삶을 살아가고 있다. 많은 업무에 시달리고, 다양한 관계 속에서 경쟁하며 살아야 하기 때문이다. 또한 심각한 환경오염 속에서 살아가고 있다. 이렇듯 다양한 요인들은 현대인들의 삶의 질을 추락하게 만들었다. 이러한 예증은 주위를 돌아보면 금방 알 수 있을 것이다. 만성두통이나 불면증, 스트레스, 원인모를 무력감, 산만한 아이들, 자폐아, 치매, 각종의 외상 후 후유증, 무서운 암에 이르기까지 현대인을 위협하는 질병은 감히 백화점의 진열장이라 할 수 있다.

현대의학으로 치료하지 못하는 질병은 이루 말 할 수가 없다. 우리는 칼로 찢지 아니하고, 독한 중독성의 약물을 복용하지 않고 치료하기를 희망할 것이다. 두개천골요법의 가벼운 접촉에 의한 면역력의 증강과 치유의 놀라운 혜택을 누구나 받고 싶을 것이다. 마침 두개천골요법은 엄청난 임상을 보여주고 있다. 이런 것들이 서로 조화를 이루어 많은 분들이 CST를 찾고 있는 듯하다.

그러나 아직 시작 단계에 불과하다. CST의 놀라운 치유력에 비해 혜택을 받는 자들은 매우 소수라는 점이다. 좀 더 많은 사람들이 질병의 늪에서 이런 놀라운 테크닉을 만나 삶의 질이 높아진다면 더할 수 없이 행복할 것이다. CST가 머리맡의 상비약처럼 활용되는 것이 필자의 바람이다. CST는 누구나 쉽게 따라할 수 있는 테크닉이다. 그리고 엄청난 임상을 보여주는 테크닉이다. 이제 CST가 대중적으로 알려져서 수많은 사람들이 혜택을 입기를 바란다.

CST의 가장 중요한 포인트

　인체에 나타나는 서블락세이션^(=아탈구)에는 다양한 종류가 있는데 플랙션은 팽창 혹은 부풀어 오르는 증세로, 횡축을 축으로 발생한다. 방향은 두 개의 축이 서로 반대방향으로 움직이며 이는 서로 보상의 차원에서 움직이는 것을 의미한다. 둔하고 토실토실한 사람들이 대개 여기에 속하는데 두개골 외부에서 발생하며, 발과 천장골, 골반, 횡경막 등의 문제를 야기할 수가 있다. 익스텐션은 긴장된 것으로, 횡축을 축으로 일어나며, 플랙션과 마찬가지로 두 개의 축이 서로 반대방향으로 움직인다. 두개골의 외부에서 발생하며, 몸이 빼빼한 사람들에게 많이 나타난다. 편두통이나 요통의 문제는 대개 익스텐션의 문제와 관련이 있다. 톨전(=염좌, 비틀림)은 전후축을 중심으로 나타난다. 두 개의 축이 보상의 차원에서 반대방향으로 작용한다. 두개골의 외부에서 발생하며 특히 천골에서 발생한다. 분만과정에서 문제가 되는 경우가 많다. 척추측만증이나 모로신경에 문제가 되어 나타나는 사시(斜視)의 문제는 바로 이 문제와 연관이 깊다. 플랙션과 익스텐션, 톨전은 인디렉트(간접)방법이다. 두개골치료는 인디렉트 방식이다.

　사이드밴딩(측방굴곡)은 수직의 축으로 발생하며, 접형골은 시계방향, 후두골은 시계반대방향으로 서로 보상상태를 지닌다. 경막의 외부나 두개골의 외부에 원인이 있다. 두통이나 동안신경 장애를 호소하며, 신경질을 부리는 등의 성격장애를 보인다. 래터럴스트레인(=내측긴장)은 수직의 축에서 발생하며, 이 문제가 있으면 불치병이 되기 쉽다. 사이드밴딩과 다른 점은 같은 방향이란 점이다. 두개골의 내부, 경막 자체, 상악골의 문제를 통해 발생하는데 심각한 정서장애로 나타난다. 버티컬스트레인(수직적 긴장)은 횡축을 축으로 하며, 서로 보상하지 못한다. 두 조인트가 같은 방향으로 움직인다는 것이다. 경막이나 두개골의 문제, 상악골의 문제로부터 비롯되며, 성격이 위에 언급한 서블락세이션보다 심각한 증상을 보인다. 콤프레션(=압박)은 축이 없으며, 그냥 부딪치는 상태다. 가장 심각한 문제로써 다양한 여러 종류의 서블락세이션을 동반한다. 학습장애 및 자

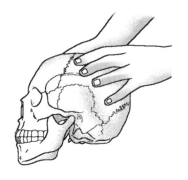

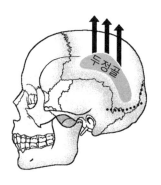

두정골 테크닉 손의 자세

폐증, 뇌성마비, 산만한 아이 등은 이러한 문제에 원인이 있다. 위에서 살펴본 바, 축의 모습이 보상받지 못할 때 심각한 문제가 발생한다는 점을 알 수 있다. 천골에는 듀라가 강력하게 부착되어 있다. 만약 압박이 일어나면 듀라가 뒤틀리면서 천골도 압박을 심하게 받게 되며, 뼈는 당연히 변화된 모습을 띠게된다. 우리는 테크닉에 임할 때, 뼈 자체를 물리적으로 누르는 것이 아니라 뼈가 스스로 찾아가도록 한다. 몸은 스스로 치료하는 내부의사를 몸속에 지니고 있다. CST가 훌륭하며 안전한 요법이란 점은 바로 여기에서 입증된다. 우리는 두개골 자체를 스스로 움직이도록 유도해야겠다는 마음만 먹으면 된다. 생리적 움직임은 플랙션과 익스텐션 밖에 없다. 나머지는 모두 비생리적 움직임에 속한다. 후두골은 천골과 같이 움직인다. 후두골이 플랙션 되면 천골도 플랙션 된다. 후두골이 익스텐션 되면 천골도 익스텐션 된다. 천골과 후두골을 잡고 공시적으로 움직임이 있는지의 여부는 무엇보다 중요하다. 그렇지 않으면 공시성이 깨지게 된다. 후두골과 천골을 같이 잡고 움직임이 일어나도록 유도하며, CV-4나 에너지 전송을 실시한다. 작은 힘으로 3~5분 땡겨주면 듀라는 릴리즈 된다. 작은 노력이 인체를 놀랍게 변화시킨다. 가령, 계단식 호흡을 하면, 임파를 펌핑하여 임파에 산소를 원활히 공급하게 되고, 혈액이 임파로 원활히 공급된다. 이러한 테크닉은 스스로 따라 하기 가장 쉬운 테크닉으로 이러한 것들만 제대로 해도 우리는 건강한 생활을 영위할 수 있다. 두개천골요법은 부드러운 접촉이 생명이며 상상을 초월한 효과를 발휘한다.

두개골의 율동적 임펄스(CRI)

    두개골이 율동적으로 움직이는 것, 일정한 리듬을 타는 것처럼 움직이는 것을 CRI라고 한다. 사람에게 맥박이 일정하게 뛴다는 시스템이 존재하는 것을 모르는 이는 없다. 하지만 두개골이 맥박처럼 일정하게 움직인다는 사실은 들어보지 못한 경우가 대부분이다. 뇌에 관한 연구, 즉 두개천골요법이 등장하지 않았을 때는 생각도 못했다. 그러나 이제 뇌에 관한 연구도 다양해졌고, 그만큼 진보되어 왔다. 매우 섬세한 연구와 관찰이 인체 특히 뇌를 연구하는 과학자들에 의해 연구되어 왔던 것이다.

    우리는 이처럼 두개골이 율동적으로 움직인다는 전제하에

얘기를 진행하려 한다. 이러한 움직임은 건강의 매우 중요한 지점이 되기 때문이다. 따라서 두개골이 어떤 율동적 움직임을 가지고 있는가에 따라서 그 사람의 상태를 파악할 수가 있는 것이다. 현시대는 두뇌의 활동이 특히 중요하게 거론되는 시대이다. 현대인들은 두뇌를 많이 사용하고 있다. 옛날에 비해 두뇌를 복잡하게 사용할 환경에 많이 접하고 있기 때문이다.

그렇다면 두개골의 율동적 임펄스를 통해 무엇을 인식할 수 있는가? 정상인과 문제성을 지닌 자들을 구별할 수 있다는 점이다. 정상적인 사람들이 가령 1분에 두개골의 율동적 임펄스를 알게 된다면 그 범주에 속하는 사람들의 두개골 율동적 임펄스는 대개 비슷할 것이다. 역으로 이런 횟수를 파악한다면 정상적인 사람인지 아니면 문제성을 지닌 사람인지 예측할 수 있다는 것이다.

과학자들은 이런 연구들을 끊임없이 진행시켜 왔다. CRI는 이들의 연구에 의해 정립되었다. 이들에 따르면 정상적인 사람들의 두개골 율동적 임펄스는? 6 ~ 12 cycle/min이라 한다. 어떤 과학자는 사이클이 이보다 좀 더 높다고 말한다. 정상수치가 10 ~ 14 정도 범주에 있다는 사람들도 있다. 어떤 이들은 CRI박동의 수치를 매우 낮게 측정하는 경우도 발견된다. 어떻든지 정상인과 비정상인 사이에 이 박동수치는 차이가 난다는 사실이다.

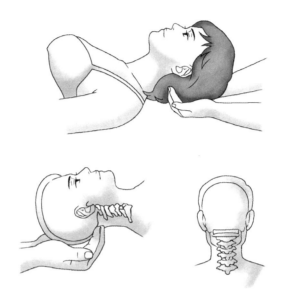

두개저 테크닉을 위한 손의 자세

　어떤 과학자는 정신병 환자들의 CRI수치를 조사한 결과 9cycle/min이하가 나타난다는 결론을 내렸다. 어떤 과학자는 100명 이상의 정신병 환자들을 관찰한 결과 평균수치가 6.7이라는 결과를 얻었다고 한다. 그리고 어떤 연구자는 혼수상태에 있는 환자들을 조사한 결과 평균수치가 4.5cycle/min이었다고 한다. 어떤 과학자는 자동차 사고로 뇌를 다친 환자들만 조사하였는데 이들의 CRI 평균 수치는 7.2cycle/min였다고 한다.

아무튼 두개골의 율동적 임펄스는 사람에 따라서 또는 환자 그룹별로 다르게 나타난다는 것을 알 수 있다. 위에서 논의되는 것보다 훨씬 많은 움직임이 있을 것으로 과학자들은 내다보고 있다. 그리고 이러한 움직임은 반드시 일정한 사례도 아니며, 지리적인 차이나 다른 환경적인 차이에 따라 달리 나타날 수 있다는 것도 받아들여지고 있다. 문제는 두개골이 정상적인 기능을 할 수 있도록 그런 인체환경을 만들어야 한다는 사실이다.

　적어도 다양한 뇌에 관한 질병, 뇌로부터 비롯한 질병들이 CRI의 정상적인 움직임을 되찾도록 관리한다면 뇌에 관한 질병으로부터 해방될 수 있다는 결론을 유추할 수 있다. 따라서 CST를 일상생활 속에 적용하는 것이 얼마나 중요한 것인가 짐작할 수 있다. 두개골의 율동적 임펄스는 뇌척수액의 파동이나 순환에도 크게 관련하고 있는 것으로 알려졌다. 따라서 CST의 일상화를 통해서 신체적으로 정신적으로 건강한 삶을 누리는 것이 이런 품격 높은 의학적 상식을 접하는 우리들의 특권이라 할 수 있다.

카이로프락틱(Chiropractic)을 통해 보는 컴패리슨 리딩

카이로프락틱이란 용어를 우리는 많이 들어보았다. 이제 우리사회에 카이로프락틱은 일반화 되었다고 해도 지나치지 않다. 카이로프락틱은 누가 언제 만들었는가? 1800년에 미국의 D. D. Palmer(팔머)가 창시한 분야가 바로 카이로프락틱이다. 이는 질병의 치료를 위한 투약, 침술, 수술을 제외하는 자연치료법이다. 발생한 질병의 치료보다 예방에 더욱 중점을 두는 치료법으로 흔히 손으로 하는 수기요법이 바로 이것이다.

원리는 어떤 것인가? 무엇보다 정상적 신경에너지의 전달 체계는 건강 유지와 회복에 필수요건이라는 점이다. 그래서 요추의 구조나 신경계 기능 사이의 상호관계는 인체에 있어서 절대적으로 중요한 부분이라는 것이다. 이러한 이론적 근거에 바탕을 두고 일찍이 미국에서는 전문 의학 분야로 체계화 되었다. 미국 등지에서 카이로프락틱이 자리매김 된 지는 오래 되었다.

카이로는 손을 의미하며, 프락틱은 실습을 말한다. 그래서 카이로프락틱은 통상적으로 손으로 하는 치료술이다. 이른바 수기치료술이다. 질병을 치료하거나 아플 때 통증을 완화하는 방법에는 무엇이 있을까? 그러니까 수기치료술에는 어떤 것이 있냐에 대한 문제이다. 크게 우리는 두 가지로 나누어 볼 수 있다. 피부나 근육 등 부드러운 부분을 누르는 방법과 뼈나 관절 등을 바로 잡는 방법 등이 있다. 카이로프락틱은 후자에 속하는 것이다.

우리가 의학의 아버지라 알고 있는 히포크라테스 역시 이런 수기요법을 통해서 병을 치료했다고 한다. 당시 히포크라테스 이전에는 주술적인 방식으로 치료를 했던 것이다. 이는 과학적인 방법을 배제한 순전히 미신적인 치료방식이었다.

미국에는 팔머 대학이 있다. 여기에서 모든 수기치료 종합 셋트가 진행되고 있다. 칼리지로서 미국에 19개의 대학이 있는데 다른 유럽, 즉 영국, 캐나다, 오스트레일리아 등지에도 카이로프락틱 대학이 있다. 이런 대학에서 공부하고 돌아와 한국에서 이를 활성화시킨 의료인들이 많이 있다. 미국에서는 이런 과정을 통해 공부를 하여 일정한 시험을 통과하면 개업자격을 취득하는 제도가 있다.

우리나라의 경우 카이로프락틱 디플로마를 여러 단체에서 교육 후에 수여하는 것으로 알려져 있다. 물론 카이로프락틱은 유용한 제도이다. 그러나 우리의 경우에 아직 논란이 많이 있다고 한다. 그래서 공인이 되지 않은 상태로 제공되고 있다. 통상 한의원이나 종합병원의 한 파트, 또는 비공인 치유기관인 카이로프락틱 샵의 성격을 띠고 존재한다. 이런 것들이 하루빨리 자리를 잡아서 이 분야의 치료법으로 치유할 수 있는 고객들에게 서비스를 제공할 수 있었으면 좋겠다. CST두개천골요법은 여기 언급한 카이로프락틱과는 확연히 다른 테크닉이다. 자세한 것은 차츰 소개하기로 한다. 다만, CST는 카이로프락틱이 추구하는 침과 약물, 수술 사용을 배제하며 최대의 치유효과를 가져 올 수 있는 의학적 테크닉이다. 뇌에서 꼬리뼈 사이까지의 골격과 근육, 신경, 기타 모든 육체에 폭넓게 적용될 수 있는 것이 바로 CST이다. 이런 점에서 전혀 부작용이 없으며, 그 효과는 놀라울 정도다. 이제 그 세계로 여행을 떠나보기로 하자.

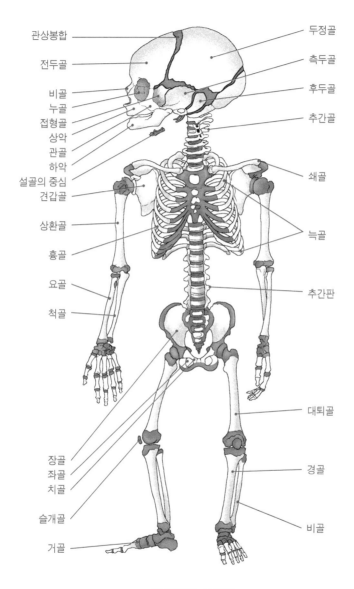

관상봉합 ——— 두정골

전두골 ——— 측두골

비골 ——— 후두골
누골
접형골 ——— 추간골
상악
관골
하악
설골의 중심 ——— 쇄골
견갑골

상환골

흉골 ——— 늑골

요골

척골 ——— 추간판

장골
좌골 ——— 대퇴골
치골

슬개골 ——— 경골

거골 ——— 비골

인체골격 상세도

우리아이 건강두뇌 만들기
PROJECT

제3장

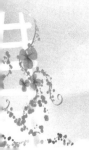

혹시 당신의 아이가 이렇다면 반드시 CST를 하세요!

아이들은 누구의 아이나 완벽할 수가 없다. 아이들은 영글지 않았고 계속 발전해 나가는 과정 위에 있다. 하얀 눈밭에서 한 편의 스키를 막 타기 시작하는 아이처럼 아이한테 많은 문제가 발생할 것이며, 위험에 노출될 수도 있을 것이다. 그러나 심각한 문제가 아니라면 그리 염려할 것도 아니다. 문제는 아주 심각한 상태에 있는 것이다. 혹시 당신의 아이가 심각한 공격적 행동을 보인다면? 부모로부터 상습적으로 매를 맞은 아이라면 충분히 이럴 가능성이 있다는 것을 명심할 필요가 있다.

성향이 공격적이라면 이 아이의 학습은 쉽지 않을 것이다. 따라서 성장하면서도 많은 문제를 일으키고 성인이 되어 원만한 결혼생활도 영위하기 어려울 것이다. 일종의 맞은 것에 대한 트라우마가 아이한테 형성되어 있기 때문이다. 아이는 부모와 자신을 동일시하게 되는

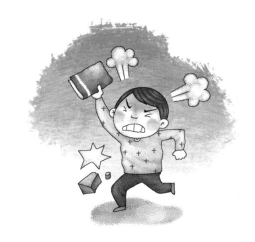

데 부모한테 당할 때 무기력한 상황을 극복하여 부모와 같이 되고자 하는 욕구를 키우게 된다. 동일시라는 행위는 거기에서 비롯되는 것이다.

부모로부터 사랑을 받지 못한다? 우선 아이는 무조건적인 부모의 사랑을 받을 자격과 가치가 있는 것이다. 그런데 어려서 이런 사랑을 받지 못하면 내면의 손상을 입게 된다. 당연히 사랑에 대해 만족을 알지 못한다. 사랑을 받아본 경험이 없어서 자라서도 어떤 사랑을 얼마나 어떻게 받아야 하는지 알지 못한다. 건강한 자기애의 욕구를 상실하는 것이다. 이런 상황이 되면 애정이나 관심, 사랑에 대해서도 탐욕이 생기며 만족을 할 수가 없다.

아이는 언제나 자신의 욕구가 충족되지 않는다고 생각한다. 그래서 아이들에게 정상적인 부모의 존재는 매우 중요한 법이다. 이런 아이들에게서 인터넷 중독, 게임 중독 등의 증상들도

나타나는 것으로 보고되고 있다. 이들은 자신의 존재를 드러내기 위해 폭력을 행사하고 물건을 훔치기도 한다.

아이가 혹시 부모한테 심각하게 반항을 하는가? 무절제한 반항 역시 부모로부터 아이에게 가해진 행위에서 비롯되는 경우가 많다. 사고를 자주 일으키는 경향이 있다면 이 역시 아이한테 내면 안에 잠재되어 있는 것의 표출이다. 이런 문제가 반복되다 보면 신체적인 심각한 증상들로 비약될 수도 있다. 두통이나 통증, 근육긴장 심지어는 천식과 암의 발생으로까지 발전할 수 있는 것이다.

당신의 아이가 혹시 남자친구나 여자 친구가 떠날 것을 두려워하는가? 이혼의 가족이 기하급수적으로 늘어나면서 등장하게 되는 현상이다. 많은 아이들이 혼자 버려지는 것을 두려워하고 있다. 군중 속에서 엄청난 고립을 느끼는 군중의 고독과도 같다. 의붓아버지한테 몇 년씩 성폭행을 당한 아이의 내면은 단단한 벽이 형성되어 있다. 만약 이런 아이가 성장해서 결혼을 하게 되면 아무런 감정도 없는 삶을 꾸릴 우려가 있다.

중요한 것은 당신의 아이한테 상처받은 내면을 물려주지 말라는 것이다. 그런 아이는 어떤 무리 속에서도 상호 친밀감을 형성하지 못하고 자신의 정체성을 느끼지 못한다. 결국 왕따라는 이름으로 사고뭉치 아이가 되어 어떤 일을 저지를지 짐작하기도 어렵다. 이런 아이들이 공부를 잘 할 수 있다고 생각하는가? 공부가 문제가 아니라 문제성 아이로 변하는 것이 더 큰 문제이다.

무질서한 행동을 하는가? 아이가 아주 삐딱한 생각을 하고 있는가? 공부는 물론 어떤 일에도 관심을 갖고 있지 않거나 항상 우울감에 빠져 있는가? 당신의 아이가 혹여 전혀 울지 모르는 아이가 되어가고 있지는 않은가? 우리는 이러한 문제가 발견되면 몹시 당황할 것이다. 만약 자신의 아이가 이런 아이였다면? 생각하면 끔찍한 일이 아닐 수가 없다.

CST는 바로 이런 환경에서 위력을 발휘할 수 있다. 현대의학으로 이런 아이들의 치유는 매우 어렵다고 알고 있다. 물론 자라면서 자연스럽게 없어지는 행위들도 있지만, 아이한테 적어도 열심히 공부를 해야 하는 중요한 시기라면 적절히 대책을 세워 치료할 수 있어야 한다. 필자가 제시하는 놀라운 CST의 효과는 탁월하다. 무질서한 아이를 질서 있게 만들어 준다. 혼자 담을 쌓고 사는 아이가 차츰 주위와 소통의 공간을 만들게 된다. 그래서 CST를 반드시 익혀서 아이들에게 일찍부터 자연스럽게 시도하라고 권하고 싶다. 이렇게 되면 어떤 위기의 상황에서도 아이를 훌륭하고 정상적인 아이로 자라게 할 수가 있지 않을까?

정서의 통로를 열면 공부 대박!

사람들은 대박에 미쳐 있는 경우를 많이 목격한다. 요즘에는 로또라는 것도 등장해서 누구나 한 번 쯤은 대박을 꿈꾸는 경험을 했을지 모른다. 대박, 정말 듣기 좋은 말이다. 하지만 아무리 돈이 많아도 자식이 공부를 못하면 부모의 심정은 행복하지 않다. 돈이 있으면서 행복의 다른 조건들을 만족시켜야 진정한 행복인 것, 만약 억만 장자가 건강이 나빠서 평생 고통 받고 산다면 대체 그 억만 장자라는 것이 무슨 의미가 있을까?

한국의 부모는 돈이 많은 데서 행복을 찾는 경향은 약하다. 적어도 자식이 공부를 잘 해서 부모가 느끼는 행복과의 비교에서는 그렇다. 돈도 있으면서 자식이 공부를 잘 해서 이웃이나 친지들에게 자랑거리를 만들면 그 부모의 삶은 행복한 삶이다. 한국의 부모들은 자식이 공부를 잘 하는 것을 행복의 최고라고 치는 경향이 높다. 그렇다면 부모에게 행복을 가져다주는 대박은 무엇인가?

바로 정서의 통로를 아이에게 열어주는 것이다. 이렇게 하여 자녀가 공부를 잘 하는 아이로 성장하도록 해주는 것이다. 왜 하필 정서의 통로를 열어주어야 하는가? 정서의 통로를 열어주는 길이 곧 공부를 잘 할 수 있게 하는 지름길이기 때문이다. 인체 즉 두뇌에서 보자면 정서의 통로는 바로 신경전달물질의 통로이다. 정서는 신경전달물질의 영향을 크게 받는다. 또한 신경호르몬의 영향도 받기 때문에 혈관의 통로 역시 매우 중요하다.

우리는 뉴런에 대해서 누누이 들어왔다. 뉴런은 신경계를 이루는 구조적, 기능적인 기본 단위로서 전기적, 화학적 신호가 서로 연결된 신경세포를 통해 전달되고 있다. 사람들이 느끼는 감각이나 운동, 사고(思考) 등의 복잡한 생명활동은 바로 이런 뉴런의 연결을 통해서 가능하다. 감각을 전달하는 감각뉴런, 뇌에서 근육이나 내장근육, 심장 등으로 전달되는 운동뉴런 등이 있는데 이러한 연결의 집합적인 활동을 통해 감각, 운동, 사고 등의 복잡한 생명 활동이 이루어진다. 그리고 이런 뉴런은 다른 뉴런과 다시 연결되어 있다. 이러한 뉴런과 뉴런이 연결된 것을 시냅스라고 한다. 즉 정보를 보내는 뉴런과 정보를 받는 뉴런의 연접이 바로 시냅스가 되는 것이다.

 이런 부위가 어떤 이유에서 활동을 제대로 못하는 경우가 있다. 그래서 정서의 장애를 호소하는 것이다. 기쁠 때 웃을 수가 없고 슬퍼도 슬픈 감정을 표시하지 못한다. 따라서 이런 장애 어린이가 있다면 가족의 정서공유가 쉽지 않다는 말이다. 신경 전달물질이나 신경호르몬의 역할이 원활하지 않기 때문에 이런 문제가 발생할 것으로 사료된다. 이런 아이의 경우 공부를 기대한다는 것은 정말 어려운 일이 아닐 수가 없다.

 아미노산이 서로 결합하는 것을 우리는 펩티드라고 한다. 두 개의 결합을 디펩티드, 10개에서 스무개는 폴리 펩티드라 하며, 50개 이상의 아미노산이 결합되어 있는 것을 우리는 단백질이라고 부른다. 뇌호흡이나 명상 등을 통해 우리는 이런 펩티드의 작용을 충분히 원활하게 할 수가 있다. 그래서 공부를 잘 하기 위해서는 뇌호흡, 명상 등의 노력도 필요한 것이다. 이런 펩티드의 적절한 조절은 정서적 안정 상태를 유지하게 만든다.

 신경전달물질로서 아드레날린이 있다. 아드레날린은 스트레스 반응에 관여하는 것으로 알려져 있다. 스트레스에 노출되면 아드레날린은 심장속도를 빠르게 한다. 그리고 혈관을 축소시킨다. 또한 폐의 통로를 이완시켜서 온몸이 각성 상태에 이르도록 한다. 바로 우리의 뇌에서 이런 아드레날린이 발견되고 있다. 긴장하고 공포를 느끼면 이 호르몬이 분비되며 과도

기적의
힐링 브레인

108

한 분비는 학교폭
력 같은 사회문제
를 야기할 수도 있
다. 반면에 아드레
날린은 위기상황
에서 엄청난 힘을
발휘할 수 있도록
한다. 자식을 살리

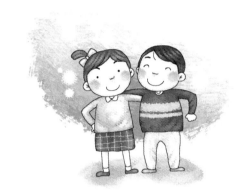

려고 차를 번쩍 들어 올린 부모의 힘이 바로 이런 데서 분출하
는 것이다. 그래서 이런 호르몬을 적절히 활용하여 몸속에 축
적된 아드레날린을 없애버리면 장점을 살리면서 단점을 제거
하는 효과를 얻게 되는 것이다.

　아이는 교실에서 인격적인 대접을 받고 즐겁다고 느낄 때 도
파민 같은 신경전달물질이 분비된다. 이런 도파민은 몸의 여러
부위에 전달된다. 도파민의 적절할 생성이 어렵게 되면 파킨슨
같은 질병의 위험에 빠질 수가 있다. 도파민이나 아드레날린은
우리를 기쁘게 하는데 관여하고 있다.

　반면에 세로토닌은 역시 기분 좋은 신경전달물질이지만 뇌
를 자극하는 기능이 아니라 차분하게 가라앉히는 기능을 한다.
세로토닌은 기억에 관여하고 식욕의 조절이나 수면, 체온의 조
절 등에 관여하는 것으로 보고되고 있다. 이런 세로토닌은 뇌

의 여러 부위에서 생성된다. 불안이나 우울증, 정신분열, 뇌졸중, 비만이나 편두통 등 다양한 영역에 관련되어 있다. 특히 세로토닌은 우울증과 아주 밀접한 연관이 있는 것으로 알려져 있는데 세로토닌이 감소되면 아이들이 가정이나 학교 등에서 스트레스를 많이 받게 된다고 한다. 즉 이렇게 되면 자극이나 통증에 민감하여 아이가 폭력적이며 공격적이 된다는 점이다. 당연히 이런 아이가 공부를 잘 하고 모범생일 리가 없는 것이다.

공부 대박을 기대하는 부모에게 CST를 권장한다. 당연히 놀라운 기적 같은 경험을 하게 되리라고 확신한다. 부모가 CST를 익혀서 자녀에게 시행하게 되면 아이의 공부 대박에 집안의 행복 대박까지 기대할 수가 있다. 마구잡이로 뛰어놀던 아이를 CST를 통해서 온순하고 침착한 아이로 돌변하게 할 수가 있다. 이런 모든 것들이 뇌의 문제에서 비롯된다는 것을 우리가 절대 잊어서는 안 될 것이다. 이제 마음을 다잡고 똑똑한 자녀, 공부 잘 하는 자녀를 바란다면 CST를 익히고 가까이 하자. CST만큼 두뇌의 신경전달물질을 활성화 할 수 있는 기법은 없는 것 같다.

이게 대체 뭐지? 상상할 수 없는 체험

질병이란 애초에 예방하는 것이 가장 현명하다. 병이 발생해서 치유하는 일도 물론 중요하지만 그보다 질병에 걸리지 않으려는 노력이야말로 더없이 중요한 태도이다. 질병에 걸리지 않으려면 무엇보다 면역력이 강해야 한다. 머리를 감고 제대로 말리지 않은 상태에서 했던 단 한 번의 외출로 감기에 걸렸다면 우리의 면역력은 심각한 위기에 처해 있는 셈이다. 그런 면역력을 키우는데 CST만큼 유용한 것도 없을 것이다.

앞에서도 강조한 것처럼 CST는 우리 몸의 항상성을 높여서 면역력을 키우는데 절대적인 역할을 한다. 우리의 건강이 지금 당장 문제가 없다 하더라도 우리가 정기적으로 CST를 받는다면 건강증진에 매우 도움이 될 것이다. 우리가 생각하는 것보다 놀라운 건강의 달란트를 CST가 제공하리라고 본다.

오늘날, 편두통에 시달리는 사람들이 많이 있다. CST는 어떠한 형태의 두통이든 1~2회의 시도로 90%의 효과를 이끌어낼 수가 있다. 갑자기 신체에 결리는 증세를 우리는 간혹 느끼게 되는데 그러한 문제도 해결된다. 또한 목을 돌리는 순간에 발생하는 목 결림, 잊을만하면 찾아오는 담, 가슴의 두근거림, 침침한 눈, 귀에서 들리는 매미울음 소리 등등 다양한 분야에도 탁월한 효과를 가져 온다.

하나 강조하고자 하는 것은 운전자들한테 발생하는 골반의 문제이다. 장시간 운전을 하는 사람들의 경우, 골반이 좋지 않은 경험을 한 번쯤은 했을 것이다. 어떤 경우에는 골반이 깜짝깜짝 놀라고 시큰거리며 거북해서 제대로 걷기조차 힘들다. 차문을 열고 내리기도 불편하고 계단을 올라가기도 벅찬 사람들이 많다. 차안에서 나와 목적지를 향해 걷는 도중 골반의 문제로 깜빡깜빡 놀라는 경우도 있다. 그것은 골반이 뒤틀려 있기 때문에 그런다. 운전을 할 때에 골반이 돌아가는 것이다.

처음에는 대수롭지 않게 여기고 만다. 그러나 한 번 두 번 반복되면 고질적인 질병으로 굳어질 수가 있다. 그래서 초기에 잡아야 한다. 그런데 현대인들은 바쁘기 때문에 그런 문제로 병원을 찾아가지 않는다. 적당히 참으면서 지내게 된다. 그리고 혼자서만 겪는 문제가 아니라 운전자들이 거의 같이 겪는 문제이기 때문에 그럭저럭 참고 지내는 것이다.

우리 CST는 바로 이런 분들한테 반드시 필요한 테크닉이다. 책에서 지시하는 대로 그저 따라하면 되는 것이다. 휴식을 취하면서라도 잠깐 시도하면 된다. 병원을 찾는 것보다 아마 효과는 높을 것이며, 충분히 만족을 느낄 것이다.

그런 문제를 지닌 사람의 경우, 몇 회의 시도로 완전히 근절시킬 수가 있으며, 신체에 그런 문제가 발생할 때마다 가볍게 CST를 적용하면 깨끗이 해결된다. 지금, 그런 문제가 있다면 이 책의 따라 하기 부분을 바로 적용해 보시기를 당부 드린다. 놀라운 효과를 느낄 수 있을 것이다. 결코 꿈이나 환상이 아닌 현실 속에서 우리는 그러한 놀라운 경험을 하게 될 것이다.

관절염을 호소하는 어른들이 많다. 오늘날에는 성인병이 점차 아동이나 청소년들한테서도 나타나는 예처럼, 관절염을 앓는 환자 중에는 아주 젊은 사람들도 많이 있고, 특히 가정주부의 경우 대다수가 관절통을 호소하고 있다. 골반관절염처럼 흔한 경우가 대부분이기 때문에 크게 신경 쓰지 않는다. 하지만 그것도 오래 방치하면 나중에 치유하기 어려운 고질적인 관절통이 되게 마련이다.

류머티즘성 관절염의 경우에도 대단한 효과가 있다. 치유가 힘든 최악의 관절염인 류머티즘 역시 우리 CST에 긍정적인 반

이게 대체 뭐지? 상상할 수 없는 체험

응을 보인다. 이런 경우, 우리는 훨씬 주의를 기울이지 않으면 안 되는데, 질병이란 심한 만큼의 주의가 더 필요하기 때문이다.

따라서 이런 경우, 우리는 가족이나 환자와 항상 가까이에서 함께 지내고 있는 사람한테 배우기를 권한다. 물론 배운다는 것은 이 책에서 제시하는 것을 익히는 것이다. 좀 더 체계적인 접근을 원한다면 물론 별도의 교육이 필요하겠지만, 책에서 제시하는 방법을 익히기만 하면 충분하다는 것을 강조해 둔다.

생명이 경각에 달린 환자의 가족은 지푸라기라도 잡고 싶은 심정일 것이다. 간혹 CST를 알게 된 사람의 경우, 마지막이라는 신념으로 혼수상태에 있는 가족한테 CST를 시도할 것을 의뢰하는 경우가 있다. 그런데 놀라운 것은 혼수상태의 환자한테 극적인 반응이 나타나는 것이다. 의식을 회복해서 다시 삶을 얻은 사람도 있다. 이러한 사례는 세계적으로 보고되고 있다. 죽어가는 애완견을 붙들고 CST를 시도해서 살린 경우도 있다. 이게 바로 CST의 신비한 효과이다.

생명이 꺼져드는 것은 뇌의 기능이 거의 소멸했다는 말이다. 우리 CST는 특히 뇌의 기능을 활성화 시키는 테크닉이기 때문에 놀라운 생명력을 보여주는 것이다. 뇌와 관계한 모든 경우에 우리는 CST를 활용해서 많은 효과를 얻을 수가 있다. 인간의 뇌는 인체의 총사령관이기 때문에 CST가 미치지 못하는 범위란 없다. 다만, 우리가 CST를 적용할 수 없는 상황이 몇 가지 있는데 그 문제는 필자가 이미 발표한 CST의 이론 편에서 상세하게 설명해두었다.

CST는 기력 없는 노인들한테도 절대적으로 필요하다. 연세

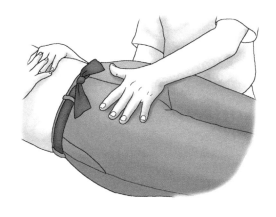

골반횡격막 풀어주기 위한 손의 자세

가 아주 높으신 분들한테 CST를 적용해 보면 특히 그 분들이 좋아하는 것을 보게 된다. 좋아하는 반응은 노인들한테 매우 효과가 탁월하다는 증거이다. 노인의 경우, 신체의 활력이 떨어지고 기억력과 지적인 능력도 크게 떨어진다. 노인은 면역력이 크게 떨어져 있기 때문에 유행성 감기 등에도 민감한 반응

을 드러낸다. 따라서 CST를 적용하게 되면 뇌의 기능을 활성화 시켜서 기억력의 증진은 물론 전체적인 신체의 기능도 한결 나아진다. 특히 정신적으로 변화를 가져오는데 자칫 인생의 황혼기에 좌절하고 실의에 빠져서 의미 없는 날들을 보내게 되는 분들한테 새로운 희망과 활력을 되찾도록 도움을 준다.

가정에 노인이 있다면, 우리는 가족 중 누군가 CST를 익혀서 그 노인한테 적어도 1주일에 2회 정도 시도하기를 권한다. 여기서 제시하는 기법이란 아주 간단하기 때문에 누구나 쉽게 접근이 가능하다. 남을 치료하는 능력을 경험한다는 것은 자신의 자존감을 확인하는 놀라운 장(場)이 될 것이다.

우리가 생의 마지막에 이른 분들의 생명을 무한정 연장시킨다는 기적 같은 일이 아니라, 삶의 막바지에서 자신의 생을 긍정적으로 돌아보고 편안한 마음으로 마지막을 준비하는 태도야말로 무엇보다 중요한 것이다.

CST는 바로 그러한 의미의 핵심에도 놓여 있다고 말 할 수가 있다. CST라고 해서 모든 문제를 완벽하게 해결하지는 못한다. 다만, 인간의 힘으로 어떻게 할 수 없는 상황에서 CST란 도움을 주는 동반자 같은 것이라고 인식하는 것이 적절할 것이다.

세상의 나이테가 다 차서 죽음을 맞이할 수밖에 없는 노인뿐만 아니라, 치명적인 질병으로 나이와 관계없이 삶을 마감해야

만 하는 안타까운 분들한테도 CST는 많은 긍정적인 효과를 발휘한다. 이렇게 긍정적인 마인드일 때에 바로 거기서 놀라운 일들이 일어나는 것이고, 사람들은 그것을 기적이라고 말하는 것이다.

CST는 그러한 사람들의 감탄과 놀람의 핵심 가운데 또한 놓여 있는 것이라고 할만하다. 그것은 결코 기적이 아니라, CST와 다른 신비한 요법들에 대한 믿음의 결과이며, 믿음을 통한 실천의 결과이다. 그게 바로 세상이 가지고 있는 진리 같은 것이라고 말한다. 진리는 다름 아닌 믿는 자의 것이며, 실천하는 자의 것이기 때문이다. 베리타스 럭스 미어, 말하자면 진리는 나의 것이라는 말이다.

우리 아이 왜 이렇게 공부를 잘 할까?

CST는 대상에 있어서 매우 광범위 하다. 남녀노소 관계없이 적용이 가능하고, 특히 임산부나 신생아, 아동, 어린이에게도 아주 중요한 요법이다. 무엇보다도 부작용이 전혀 없기 때문에 누구나 마음 놓고 적용할 수가 있는 것이다.

임산부들은 매사에 조심한다. 감기약을 한번 복용하는 일도 마음 놓고 하지 못하며, 맨몸으로 운동을 하는 것도 매우 조심스러워진다. 음악을 듣거나 언행을 바르고 골라서 하여 아이를 감화시키는 정도의 태교에 그치고 있을 뿐이다.

그러나 임산부한테 필요한 것은 몸의 정상적인 가동이다. 그래야만 태아의 건강에 무리가 따르지 않는 법이다. 몸의 모든 기제들이 정상적으로 작동되고 있어야 한다. 그러기 위해서는 반드시 CST요법의 시행이 필요하다는 점이다. 말하자면, 임산부의 정상적인 생리적 과정을 가능하게 만든다는 것이다.

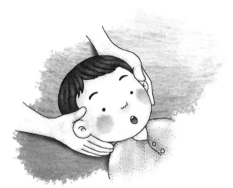

두개천골요법은 에너지를 불어 넣는다. 분만에 임박한 임산부한테 두개천골요법을 시행하면 자연분만에 쉽게 이르게 되며, 또한 분만시간이 길어지는 것을 예방해 산모와 태아한테 크게 도움이 된다. 태아가 자궁 밖으로 나오는 순간에 우리는 CST를 적용할 수가 있다. 적어도 출생 후 몇 분이 지난 뒤에는 최초의 접촉이 가능하기 때문이다. 물론 태아한테 CST를 적용하기 위해서는 시술자는 아주 정교한 감각을 지닌 사람이어야 한다. 적어도 신생아의 두개천골 박동을 감지할 수 있을 정도가 되어야 한다. 그게 가능하지 않다면 가능할 때까지 한 달이든 두 달이든 기다려야 한다.

신생아의 두개천골요법 적용은 앞으로 아이가 자라면서 겪게 될 다양한 질병의 문제를 근본적으로 해결 할 수가 있다. 호흡기 문제, 알레르기, 독서 장애, 발작증세, 산만한 아이, 정서

장애, 비정상적 과잉태도 등의 문제를 극복할 수 있게 만들어 주기 때문이다.

특히 아이가 성장할 때에 항상성을 유지하도록 하는데 커다란 도움이 된다. 말하자면, 면역력의 강화로 감기 등의 감염성 질병에 강해지며, 일반적인 아이의 건강에 긍정적인 상태를 제공한다는 점이다. 심지어는 뇌성마비나 척추측만, 간질발작, 치아문제 등에도 좋은 효과를 나타낸다는 보고가 있다.

아이를 잉태한 산모에게 CST는 특히 많은 효과를 가져다준다. 그동안 멈췄던 생리불순 등과 같은 제반 호르몬의 활동에 직접적으로 도움이 된다. 아이한테 필요한 모유의 배출에도 상당한 효과를 발휘할 것이다. 또한 산후에는 산모한테 간혹 정서적 장애나 우울증 증세 같은 상태가 나타날 수도 있다. 몸속에서 뭔가 달아나버렸다고 생각하는 허탈감을 느끼는 산모도 있다고 하는데, 이러한 정서장애나 우울증 같은 상태에서 완화시켜준다. 산후에 나타날 수 있는 복부비만이나 소화 장애, 비정상적 골반 등 산후문제에서 자유롭게 해준다.

그밖에도 분만 후에 나타난 고혈압을 두개천골요법 적용으로 정상화 되게 하고, 내분비체계의 정상화로 체액을 원활하게 하여서 전체적인 체중을 줄여준다. 우리의 경우, 아직은 CST가 생소하게 여겨질 것이나, 미국만 하더라도 양의보다 CST 치료사를 찾는 경향이 최근에 들어서 높게 나타난다는 연구

결과도 있다. 국내에서도 한방병원을 중심으로 몇몇 군데에서 CST를 환자들한테 적용하고 있는 것으로 알고 있는데 매우 바람직한 현상이다. 국민의 건강과 건강을 누릴 권리를 위해서라도 당연한 일이라고 생각한다.

어린이들한테 두개천골요법을 적용하는 문제는 매우 광범위한 메시지를 안고 있는데, 우리의 경험에 의하면, 다양한 분야에서 그 효과를 경험할 수가 있다. 특히 어린이한테 발병할 수 있는 폐렴, 감기 등의 호흡기에 명백한 효과를 거둘 수가 있다. 음식물 알레르기나 꽃가루 알레르기, 아토피 등에도 탁월한 효과가 있다. 역시 CST를 통해서 어린이들의 면역력을 길러준다면 크게 문제될 여지가 없는 것이다.

어린이들은 심리적으로 매우 기복이 심한 시기이다. 5~6세에 이미 이성에 대한 질투심을 형성하기 시작한다. 그런데 그 질투와 증오의 대상이 남자 아이의 경우, 자신의 아버지요, 여자 아이의 경우, 자신의 어머니로 나타난다. 말하자면, 우리가 이미 알고 있는 것처럼 오이디푸스 콤플렉스나 엘렉트라 콤플렉스를 말한다.

12세 무렵에는 성적인 욕구가 극히 제한되며, 잠재되어 있다. 외관상으로는 매우 평온한 상태처럼 보이지만, 내적으론 언제든지 폭발이 가능한 상태이다. 그런 잠재된 상태에서 어린이는 지적인 탐색이 활발해진다. 그리고 13세 이후가 되면, 나

우리 아이 왜 이렇게 공부를 잘 할까?

보다 다른 사람을 배려하며, 이성에 대한 애착을 보인다. 또한 부모로부터 독립을 시도하려고 한다.

공부에 뒤떨어진 어린이는 자신의 능력에 대해 열등감을 느끼게 되고, 자아정체감에 대한 불안을 호소한다. 자기의 존재에 대해 끊임없이 의문을 던지면서 다양한 탐색에 들어가기도 한다. 특히 신체의 급격한 변화는 외관상의 어른의 모습과 현실의 불완전한 존재라는 갭으로 혼란에 빠지면서 사회적 압력이나 물리적인 세력에 맞서려는 시도를 하기도 하는 시기이다.

어린이들의 이러한 문제는 일견 정서적이요 심리적인 문제로 보이지만, 우리는 뇌조직의 기능장애, 구체적으로는 두개천골조직의 기능장애로 보고 있다. 생리적인 장애라고 보는 게 CST의 정설이다. 특히 과잉활동 아이들의 문제는 거의 두개천골조직의 문제라고 CST학계에서는 말하고 있다.

이런 어린이의 치료에 CST는 탁월한 효과를 나타내고 있다. 그래서 어떤 부모들은 직접 CST를 익혀서 자신의 자녀들한테 적용하고 있는데 아이들이 우선 차분해졌다는 의견으로 수렴되고 있다. 그러니 자동적으로 학습능력이 오르고 성적이 오르는 것도 당연한 일이다. 독서를 평소에 하지 않은 어린이도 지속적인 CST를 받고나서 책을 가까이 하는 태도로 변화되고 있다고 한다. CST는 공부를 잘하게 만드는데 탁월한 비법이라고 생각한다.

필자는 어느 기도원에서 정신지체아 부모를 만난 적이 있다. 지난 가을, 휠체어를 밀고 아이의 상태를 부모로서 염려한 나머지 몇 년 동안 매달리고 있었다. 필자는 CST에 대해 간단히 설명을 했으며, 부모의 반응은 매우 적극적이었다. 워낙에 쉬운 테크닉이기 때문에 금세 이해를 하는 듯했다. 필자가 마침 지니고 있었던 책을 한권 선물했다. 그 책에서 지시하는 대로 따라서 해보라고 간곡히 당부를 드렸다.

정신지체아의 경우에도 긍정적인 효과를 가져 온다고 믿는다. 적용 후에 반드시 아이가 똑똑해진다는 100% 보장은 없지만, 아이의 기분이 나아지고 적극적으로 변화하는 데는 분명 CST의 효과가 나타나고 있다.

두 달 가량이 지났을 때에 정신지체아의 부모로부터 전화를 받았다. 고맙다는 전화였는데 자신들의 아이가 CST를 접하고서 매우 적극적이며 활발해졌다는 것이다. 아이한테 그런 모습을 처음 보았다고 했을 때에 필자는 눈물이 났다. 누군가에게 CST를 통해 도움을 줄 수 있다는 것은 정말 행복한 일이 아닐 수가 없는 것이었다.

간질발작의 경우에도 효과는 탁월하다. 어린이가 간질발작을 일으킬 때에 약물의 도움 없이 두개천골요법의 시행을 통해서 간질발작이 멈춘다. 물론 대상에 따라서 다를 수도 있겠지만 믿음을 가지고 적용하면 누구든지 놀라운 효과를 경험할 수가 있다고 본다. CST를 통해서 약물의 복용도 줄일 수가 있고, 외출 시에도 자신감을 가지고 나갈 수가 있다.

자폐증 어린이한테도 매우 긍정적이다. 자폐아는 스스로 마음의 문을 닫아버리는 경우가 많기 때문에 애정의 표현도 제한되고, 인간관계가 특히 원만치가 못하다. 자학하거나 자기파괴를 일삼는 경우가 많이 일어나는데, 보통 두개천골요법의 시행으로 몰라보게 개선되는 효과가 있다. 그러나 자폐아의 경우, 꾸준히 시도해야 한다. 연구 결과는 호전을 보이다가도 멈추면 6개월 이내에 원상복귀 된다는 점이다.

CST는 정상적인 어린이들의 건강증진에 훌륭한 테크닉이다. 매우 강력한 테크닉이라고 생각한다. 앞에서 보았듯이, 공부를 못하던 아이, 매우 산만한 아이가 공부도 잘하고, 차분한 아이로 변하는 것이다. 또한 CST의 적용은 아이가 장차 겪을 통과의례적인 질병, 말하자면 홍역이나 수두, 볼거리 등에도 긍정적인 효과를 가져다준다는 점이다. 특히 치료가 어려운 아토피질환은 3개월 정도면 거의 완치수준에 도달하며, 발열로 위험한 아이한테 CST는 특효약이다. 무엇보다 확실한 것은 고열을 떨어뜨린다는 것이다. 몇 분 만에 펄펄 끓던 아이의 이마가 언제 그랬느냐는 듯이 잠잠해질 때에 위력을 실감하게 된다.

또한 사시(斜視:사팔뜨기)를 가진 아이한테도 효과적이라는 점이다. 문제의 원인이 시신경에 영향을 미치는 경막 압박이나 경막 긴장에 있을 때에 CST를 적용하면 아주 극적이며 탁월한 결과를 가져온다.

그밖에 오늘날 우리의 아이들이 인터넷을 하느라고 밤새 잘못된 자세로 컴퓨터 앞에 앉아 있다. 그 결과 많은 아이들의 척추가 정상이 아닌 것이다. 이런 아이들한테 두개천골요법을 시행하면 뼈가 빠른 시일 내에 제자리를 잡는다. 초기에 시도해야만 척추측만을 예방할 수가 있다.

CST는 부모와 신생아, 부모와 유아 및 어린이와의 정서적 교감이다. 다만, 치료의 차원을 넘어 무한한 애정을 서로한테 느낄 수가 있는 표현의 방식이 되기도 하는 것이다. 산모는 아이한테 모유를 제공하지 못한다면, 적어도 CST를 제공하기를 한번 권유하고 싶다. 아이들의 가능성은 무한대이기 때문에 우리가 그 정도는 베풀어주어야 하지 않을까?

두 살 때 이미 신뢰감 형성

　인간의 생애를 출생부터 죽음에 이르기까지 구분지어 명명하기는 쉽지 않을 것이다. 특히 관찰하고 규정하기 어려운 성격의 발달을 어떤 과제나 위기를 중심으로 그 단계를 구분 짓는 일이란 더욱 어려울 것이다.

　그런 의미에서 에릭슨의 업적은 크다고 본다. 그는 개인의 전 생애에 걸쳐서 성격의 발달에 대해 연구한 심리학자로서 인간의 아동기와 청소년기, 그리고 장년기, 노년기 등의 특성을 도출한 사람으로 유명하다. 그의 이론은 특히 교육적 측면에서 효용과 가치를 지니며 인간의 내면에 존재하는 양면적 특성을 유형화 하였다.

출생해서 적어도 1년 6개월 동안 아이들은 기본적인 신뢰감 대 불신감의 위기를 경험한다. 부모나 보호자로부터의 보호를 받으며 적절한 욕구를 충족시키고 지속적인 보살핌을 받은 경우에 아이는 신뢰감을 느끼지만 그렇지 못한 경우 불신감을 느끼게 된다. 놀라운 사실은 이러한 짧은 시기에 형성된 기본적 신뢰감 및 불신감은 일생을 통해 지속되며 성장의 과정에 큰 영향을 미친다는 점이다.

특히 이 시기에 부모로부터 CST를 받게 되면 신뢰감이 아주 크게 나타난다. CST는 아이와의 긴밀한 신체적 접촉으로부터 시작된다. 이 테크닉을 하는 내내 부모와 아이 사이에는 끈끈한 정과 더불어 강력한 믿음이 생기게 된다. 적어도 아이는 부모가 자신을 버리지 않을 것이라는 확신을 갖게 되는 것이다. 우리는 아이가 태어나는 순간부터 CST를 시행할 수 있도록 권장하고 있다.

1년6개월에서 3세까지의 아동은 최초로 대소변을 가리기 같은 자기통제를 경험한다. 대부분의 아이들이 자기통제를 배우고 실천하는데 있어서 간혹 실패가 따른다. 그러면 부모의 간섭과 규제를 받는다. 자율과 규제를 통해 아이는 자율성을 형성하고 부모의 지나친 규제와 간섭으로 자기통제에 실패할 경우 아이는 수치감을 느끼게 된다. 이러한 시기는 개인의 성격에 있어서 자신감의 형성과 가장 밀접한 관련이 있다.

4~5세는 주도성 대 죄책감의 시기라고 한다. 아이들의 생활권이 가정에서 동네 놀이터, 유치원 등으로 확대된다. 그 과정에서 여러 아이 및 성인과도 접촉을 하게 된다. 자신의 활동을 계획하고 나름으로 목표를 세우며 달성하려고 노력한다. 이 시기에 자신의 주도적 행동이 비교적 안정적으로 성공하게 되면 아동은 주도성을 확립하지만, 그렇지 못하는 경우에는 주도성에대한 죄의식을 통해서 죄책감을 느끼게 된다.

6세에서 11세는 아동기의 자아성장에서 절정기이다. 초등학교 저학년에 해당되는 시기로서 학교에서 부과하는 과제들을 수행하게 된다. 수행의 과정에서 아동들은 성공과 실패를 경험하게 되는데 이런 과정 속에서 근면성을 배우고 과제수행에 성취감을 느끼지 못할 때에 열등감을 느끼게 된다. 여기에서 보듯이 아이가 태어나서 초등학교 상급반이 되도록 우리는 아이를 똑똑하게 키울 수 있는 기회를 충분히 갖게 되고 그런 방법 또한 알고 있다. 뒤에 제시한 CST를 자라나는 아이에게 끊임없이 시행한다면 정말 공부 잘 하고 똑똑한 아이가 될 거라고 확신한다.

12세에서 18세는 자아정체성 대 역할혼돈의 시기이다. 자신에 대한 근본적 질문에 대답한다. 자신의 성격, 특성, 능력, 타인의 평가 등을 통해 자기 정체성을 확립한다. 자신의 모습에서 일관성을 발견하지 못하고 매일 변화할 경우 역할의 혼돈을 경험하게 된다.

19세에서 성인의 초기는 친밀성 대 고립감의 시기이다. 부모로부터 심리적, 경제적 독립을 통해 성취를 누리고 배우자에 대한 관심을 가지게 된다. 그러면서 성숙하고 책임 있는 성인으로의 성장을 발전시킨다. 생산적인 일의 종사, 우정 혹은 이성적 결합을 통해 타인과 친밀감을 형성하고 그러지 못할 때에 고립감을 느끼게 되는 시기이다.

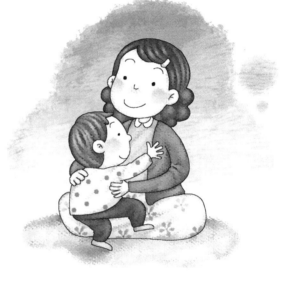

중년기는 세대를 낳고 가르치고 지도하는 역할을 수행한다. 그리고 일에 중요성을 부여하고 보람과 가치를 느끼며 자신의 업적을 성취하려고 노력한다. 생산성 형성에 실패한 개인은 침체감에 빠지며 상대와의 관계에 부정적이게 된다.

노년기는 지금까지 인생에 대한 긍정적 평가와 부정적 평가

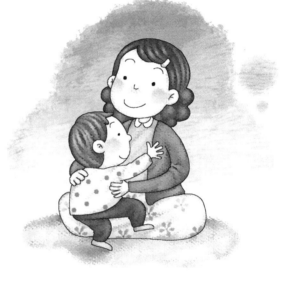

두 살 때 이미 사회감 형성

를 종합해 자신의 인생이 그런대로 괜찮았다고 판단하면 자아통합감을 느끼고 그러지 못했다는 판단에 이르게 되면 절망감에 빠지고 자신의 인생을 후회하게 된다. 그러고 보면 인간은 태어나서 죽을 때까지 한순간도 중요하지 않는 경우란 없다. 순간이 모든 인생을 좌우하는 것이다.

아동기뿐만 아니라 일생 동안 우리에게 중요한 테크닉이 바로 필자가 말하고 있는 CST테크닉이다. 공부를 잘 하는 일은 일생을 준비하는 아주 현명한 과정이다. 준비된 아이에게 행복한 미래가 보장되어 있는 것과 같다. 필자는 여기에서 CST의 구체적인 과정을 언급할 생각은 없다. 왜 이 테크닉이 필요한 것인지를 강조하고자 이 글을 쓰고 있다. 마음이 움직였다면 이 책에서 제시하고 있는 테크닉을 시행하면 되는 것이며, 구체적인 지식과 정보는 필자가 언급한 책을 참조하면 될 것이다.

오늘 기분 '짱'이야!

　인체 가운데 어느 부위가 가장 중요한가? 어떤 부위라도 중요하지 않은 데는 없다. 그런데 우리가 먼저 생각해 볼 수 있는 것은 만약 자동차가 있는데 이 자동차의 모든 부품이 모두 중요하다는 것이다. 자동차의 라이트도 중요하고 자동차의 범퍼도 중요하고 자동차의 의자도 중요하다. 밧데리도 중요하고 와이퍼도 중요하다. 그래서 자동차 자체가 모두 중요하다. 그런데 이 자동차의 기능을 생각할 때 자동차를 가지고 어디로 여행할 수 있고, 자신을 자동차가 어디에 데려다 줄 수 있는가? 이런 문제가 그 어떤 문제보다 중요하다는 생각이다.

　인체에서 자동차의 기능, 역할처럼 가장 중요한 것은 자동차에 비추어 생각해 보면 바로 인체의 두뇌 부분이다. 두뇌를 일컬어 인체의 총사령관이라 한다. 총사령관의 명령은 인체를 움직이는 절대적인 명령이기 때문이다. 두뇌가 인간의 몸을 움직이는 사령관 역할을 하는 것이다. 총사령관한테 문제가 있다면 마치 자동차를 산으로 몰고 올라가는 것처럼 인체에도 엄청난 문제를 일으킬 수밖에 없을 것이다.

어떻게 하면 우리 아이들이 건강함 속에서 공부를 잘 할 수 있을까? 이런 질문 앞에 우리는 뇌가 어떤 역할을 하는지 생각해 볼 필요가 있다. 뇌는 인간의 정서에 절대적으로 관계하고 있다. 기쁨과 슬픔, 고통과 분노, 절망과 희망, 사랑과 증오 등 모든 정서를 관장하는 곳이 바로 인체의 두뇌다. 물론 두뇌는 여러 개의 분야로 다시 구분하여 생각하고 그 기능 등도 구분하여 살펴볼 수 있다. 하지만 우리는 의학공부를 하려는 것이 아니기 때문에 일반적으로 두뇌가 정서에 절대적인 관계를 하고 있다는 것을 강조하고자 한다.

뇌는 다양한 신경회로로 구성되어 있다. 감정의 표현이나 기억, 미래를 설계하고 희망을 가지는 등의 행동 역시 이런 신경들을 통해서 가능한 것이다. 하나하나의 감정을 어느 분야에서 관장하고 있는지를 여기서 따져보는 것은 필자가 얘기하려고 하는 취지와 같지 않다. 제목에서 말하고 있듯이 오늘 기분이 짱이라는 것은 두뇌의 느낌이다. 인간의 두뇌가 제대로 기능을

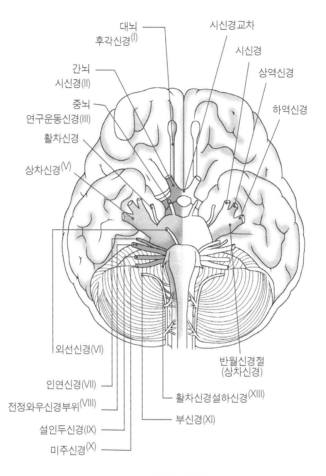

대뇌 후각신경(I)	시신경교차
	시신경
간뇌 시신경(II)	상역신경
중뇌 연구운동신경(III)	하역신경
활차신경	
상차신경(V)	

외선신경(VI)

인연신경(VII)

전정와우신경부위(VIII)

설인두신경(IX)

미주신경(X)

반월신경절
(상차신경)

활차신경설하신경(XIII)

부신경(XI)

뇌신경의 종류

하기 위해서 신경회로, 근육, 호르몬 등 다양한 요소들이 적절히 일을 해야 한다. 그런데 적절히 일을 하지 못하면 감정이 상하고 기억을 잘 하지 못하거나 화가 나고 어떨 때는 공연히 흥분을 하기도 한다.

공포를 느끼고 분노를 느끼는 기분, 또는 친밀감이 느껴지고 여유로운 감정이 생기는 상태, 이런 모든 것들이 일어나는 장소가 두뇌다. 두뇌의 편도가 손상 받은 사람들은 사회문제를 심각하게 유발한다고 한다. 이들은 행복한 표정을 짓는 데 어려움을 호소한다. 그리고 강한 공포를 마주함에도 그 표정에는 변함이 없다. 말하자면 강한 공포에도 반응하지 못한다는 것이다.

이런 점들을 따져볼 때 우리의 두뇌는 우리가 가장 보호해야 하는 부분임을 알 수 있다. 공부를 잘 하는 학생과 공부를 잘 하지 못하는 학생의 차이는 무엇일까? 가장 중요한 것이 바로 두뇌의 문제 즉 두뇌의 상태라는 것이다. 우리는 두뇌의 해마라는 부분이 기억을 담당하고 있다는 사실을 모두 알고 있다. 그러니까 해마가 손상 받았다면 기억력에 심각한 문제를 일으킬 수 있다는 말이다.

인체를 움직이는 사령관인 두뇌는 최적의 상황을 유지해야 한다. 앞에서 잠깐 언급했던 호르몬은 대표적인 예다. 뇌척수액, 만약 이런 뇌척수액이 부족하다면 인체는 반드시 문제가 발생하고 만다. 두뇌의 문제는 곧 인체의 문제이며, 두뇌의 문제는 우리 아이가 공부를 잘 하느냐 못 하느냐의 문제와 직결되어 있다. 두뇌의 건강을 책임질 수 있는 가장 완벽한 테크닉이 여기서 말하고 있는 CST이다.

이런 점을 분명히 인식해야 한다. 오늘 기분 짱이다. 아님 오늘 기분 정말 쩔어! 이런 말을 할 수 있는 상황을 바로 두뇌가 만든다는 점, 우리는 명심할 필요가 있다. CST는 이런 두뇌를 가장 잘 활성화 할 수 있는 요법이다. 우리가 몸속에 암 덩이가 있거나 하면 반드시 그 암 덩이를 제거해야 하듯이 두뇌에 문제가 있게 되면 반드시 CST를 통해서 두뇌를 정상 상태로 복귀시켜야 한다.

더러 사람들은 이런 요법을 믿으려 하지 않는다. 혹자는 그저 대체의학, 보완의학일 뿐이라고 말을 한다. 그러나 어떤 현대 의학 못지않게 중요한 영역이 바로 CST다. 특히 공부를 잘하게 아이를 키우기 위해서 이런 테크닉을 몸소 시행하는 것이 무엇보다 중요하다. 이런 사실을 받아들일 때 엄청난 삶의 변화를 통해 인생의 모양이 달라질 것이라고 믿는다. 정말 믿는 자에게 놀라운 달란트가 주어질 것이다. 테크닉을 따라하는 것은 정말 중요하다. 더욱 자신의 가치를 높이고 자식 혹은 자신의 삶이 소중하다 생각되면 심도 있는 탐구와 공부, 교육이 필요하다는 생각이다. 필자는 여러분을 위해 항상 마음을 열어두고 있다.

뇌성마비에 대해서

    필자는 인체를 오랫동안 연구하고 겪어오면서 다양한 생각들을 하게 된다. 인간의 질병은 인체의 고장이며, 치명적인 고장이 있을 수 있고, 태어날 때부터 가지고 온 고장과 살면서 가지게 되는 고장이 있을 수 있다. 뇌성마비 역시 치명적인 고장이요 장애이다. 특히 태어날 때 인간의 잘못으로 인하여 뇌성마비가 발생한다는 사실은 매우 충격적이며, 뇌성마비로 인한 가족의 고통은 이루 말 할 수 없다.

    뇌성마비는 3세 이전에 발생하는 뇌의 손상에 의한 질병이다. 근육의 경직에 의한 마비, 특히 피질의 문제에 의해 일어날 수 있다는 점이다. 뇌성마비의 경우 현재까지 어떤 의학으로도

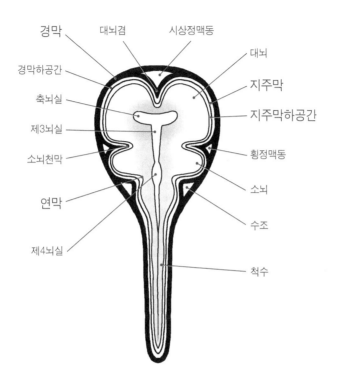

경막　　대뇌겸　　시상정맥동

대뇌

경막하공간

지주막

축뇌실

지주막하공간

제3뇌실

소뇌천막

횡정맥동

연막

소뇌

수조

제4뇌실

척수

3층으로 이루어진 수막

치료가 불가능하다고 알려져 있다. 나도 그렇게 믿고 있다. 하
지만 뇌성마비 가운데 상당한 경우에 두개천골요법으로 바로
잡을 수 있다. 이런 증상이 확연히 나아지는 경우를 적지 않게
관찰할 수 있다.

이론적으로만 자신의 주장을 강력하게 하는 전문가의 행위는 환자에게 도움이 되지 않는 한 허무맹랑한 요설에 지나지 않을 것이다. 필자는 이론가도 아니요 전문의도 아니다. 자신 있게 말 할 수 있는 것은 필자는 대체의학의 중심에서 임상을 전문으로 하는 임상가이다. 뇌성마비에 대한 나의 임상은 매우 성공적이다. 뇌성마비의 상당수가 경막의 비정상적인 긴장이나 혹은 두개골의 봉합 즉 두개골을 보면 바느질을 하듯 봉합한 듯한 부위가 끼이는 문제 때문에 발생한다는 것이다.

뇌성마비는 필자의 사견이지만 아이의 분만 중에, 분만 직후 자궁 안에서 일어날 수 있다는 사실에 주목해야 한다. 중추신경계의 이상이나 수막염이나 뇌염, 자궁내 감염 등이 생겼을 때 발생할 수 있다. 뇌조직의 외적 손상이나 뇌졸중, 산소의 결핍 등에 의해서도 발생할 수 있다. 지금까지 뇌성마비의 실제적인 원인에 대해 이렇다 하게 말 할 수 있는 경우는 없었다.

그런데 우리가 주의할 일은 어떤 것보다 인식의 전환이다. 뇌성마비를 앓고 있는 아이를 둔 부모는 뇌성마비에 대해 매우 어렵게 생각한다. 물론 쉬운 질병은 아니다. 하지만 특별한 질병도 아니다. 뇌성마비는 어떤 하나의 증상이 아니라 여러 증상이 복합되어 일어나는 질병이라는 점이다. 그래서 뇌성마비는 여러 증상을 통칭해야 한다는 사실, 부모는 알아야 한다.

뇌성마비의 구체적 원인은 다양한 영역에 널려 있다. 원인을 구체적으로 알 수 있어야 치료가 가능하다는 말이 된다. 뇌성마비는 일생동안 지속되는 질병이라고 우리는 이해하고 있는데 결코 그렇지 않다. 이러한 생각들을 버려야 한다. 뇌성마비 환자의 능력은 우리가 생각하는 것처럼 빈약하지 않다.

매우 큰 능력을 지닐 수가 있다. 그런 가능성을 지니고 있다는 사실이다. 뇌성마비와 정신지체는 다르다. 뇌성마비의 경우 언어 장애가 따라 온다. 언어 장애는 단순히 장애일 뿐이지 지능이 모자라는 것은 아니라는 것이다. 뇌성마비 아이에게 잠재된 것을 발견해서 숙련해 준다면 놀라운 능력을 발휘하고 그의 삶은 그 만큼 풍부해질 것이다. 강조하고 싶은 것은 무엇인가?

뇌성마비, 치료가 가능하고 매우 호전될 수 있다는 점이다. 우리의 인식을 전환해야 한다. 두개천골요법, CST를 통해서 필자는 많은 임상을 경험하게 되었다. 어떻게 바라보느냐의 문제도 중요하지만 아이한테 실제 어떤 도움을 줄 것인가는 더욱 중요하다.

아이의 머리, 절대로 때리지 마세요!
−전두엽과 그 피질들

뇌의 구조는 매우 복잡한 모양을 하고 있다. 뇌의 위치에 따라서 명명하는데 여러 번을 분화하다 보니 복잡하게 되었다. 대뇌반구를 잘라서 그림처럼 펼쳐보면 다섯 쌍의 엽이 있는데 전두엽, 두정엽, 후두엽, 측두엽, 중심엽 등이 바로 그것이다. 이들 엽을 구분 짓는 것은 틈새를 의미하는 고랑이다. 고랑처럼 파인 것을 경계로 이들 엽이 구별되는 것인데 이러한 엽들은 제각각 매우 중요한 기능을 담당하고 있다.

이들 엽들 가운데 가장 먼저 살펴볼 것은 전두엽과 그 피질들에 관한 것이다. 대뇌를 세로로 가르는 고랑 즉 왼쪽과 오른

쪽의 반구로 나누면 이 틈새가 경막으로 이루어져 있으며, 이
러한 경막에 의해 두 개의 대뇌반구가 서로 부딪히지 않게 해
준다. 대뇌피질의 회색조직이 고랑의 옆면을 덮고 있으며, 이

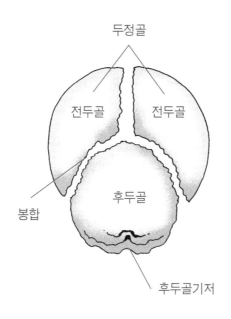

두개골 세부도

고랑의 바닥에는 두뇌를 양쪽으로 연결해주는 뇌량이 있는데
마치 전철 등의 칸을 연결해주는 것과 같은 이치다. 대뇌를
고랑이 세로로 분리하여 전두엽, 두정엽 등의 5엽이 구분이
된다.

대뇌반구를 위에서 살펴보면, 대뇌의 중앙에 위치한 고랑이 전두엽과 두정엽을 가르고, 대뇌의 가로를 구분짓는 고랑이 측두엽과 두정엽, 전두엽을 구분한다. 고랑이 틈새로서 작용하는데 뇌의 봉합선(뇌그림에서 톱니바퀴 모양의 사선의 경계선)이 경계 역할을 한다. 이런 다섯 개의 엽은 매우 인체에서 중요하다. 이들 엽에 대해 차례로 살펴보겠지만 먼저 전두엽에 대해 살펴보자.

전두엽은 그 피질과 여러 가지 면에서 연관되어 있는 조직이다. 전두엽이 중요한 것은 무엇보다 몸의 운동제어에 연관되어 있기 때문이다. 전두엽과 피질이 어떻게 연관되어 있느냐에 따라서 근육의 움직임이나 동작, 무의식적 반응, 섬세한 움직임 등이 영향을 받게 된다. 전두엽의 피질은 안구운동이나 초점 맞추기 등에 연관되어 있으며, 전두엽에는 여러 영역이 함께 겹치는 부분이 있는데 이러한 피질의 상호 연결이 생각이나 직관, 기억, 감정, 지성 등의 다양한 사고에 지대한 영향을 미치는 것이다.

전두엽의 특히 중요한 역할 가운데 하나는 무엇이냐 하면, 우리의 감정에 대한 반응을 조절한다는 점인데 전두엽의 피질이 시상하부에서 변연계로 올라오면서 일어난다. 우리의 감정이 시상하부를 거쳐서 변연계로 올라온다는 것을 보여주는데 바로 전두엽의 피질이 여기에서 여러 감정에 대한 반응을 조절하게 된다. 집중력을 보이거나 응용력이 뛰어나거나 어떤 정보나 사실에 대해 일목요연하게 분류를 하거나 어떤 작업을 했는지에 대한 기억들이 바로 전두엽의 피질이 하는 기능이다.

전두엽의 피질은 사람이 논리적으로 생각하고 논리적으로 행동하도록 하며, 이성을 발휘해서 성질을 죽이고 여유를 갖도록 하며, 이를 통해서 사회생활이 원활하게 돕는다. 전두엽의 피질에 문제가 생기면 이러한 논리성이나 사회성이 상실하게 되어 문제성 있는 사람으로 변한다. 문제를 해결하기 위한 능력, 창의적인 생각이나 태도, 감정의 조절이나 거기에 맞도록 행동을 조절하는 등이 모두 전두엽의 피질로부터 발생하는 기능이다.

이러한 전두엽에 작은 문제라도 생기면 이러한 중요한 기능들이 제약을 받게 된다. 특히 뇌가 완전히 성장하지 못한 아이들의 전두엽, 특히 피질에 가해지는 작은 압력이나 폭력은 엄청난 결과를 가져오며, 이로부터 엄청난 장애를 유발할 수도 있다. 누군가의 머리를 가볍게 터치하여 쓰다듬어 주면 적어도 그 순간 상대는 본래의 자신 모습과 다른 행동을 한다. CST는 이러한 전두엽이나 피질로부터 발생하는 장애에 대해 탁월한 효과를 가져다주는 테크닉이다.

아이 공부 발목 잡는 틱 장애 잡기

우리 아이는 왜 이렇게 공부를 못하지? 자꾸만 옆집의 공부 잘 하는 아이와 비교하는 엄마들이 많아졌다. 자식에 대한 교육열 세계 최강 대한민국의 학부형들! 무조건 공부 잘 하는 아이가 되기를 원했지 정작 아이한테 무슨 문제가 있나 알아보는 건 뒷전이었다. 아이 역시 공부를 잘 하고 싶은 것은 당연하지만 아이 스스로도 되지 않는 걸 어떡하란 말인가? 아무리 잘 하려고 마음먹고 노력을 해도 쉽게 성적을 올릴 수가 없는 아이들의 심정은 더욱 답답할 것이다. 그래서 오죽하면 어린 학생들이 스트레스에 시달리다 자살하는 일까지 우리 사회에서 일어나고 있지 않은가?

정말 심각한 일이다. 이제는 우리 사회의 큰 문제가 되었다. 아이는 왜 성적이 오르지 않을까? 우리 아이가 옆집 공부 잘 하는 아이보다 두뇌가 떨어지는 것은 아닐까? 별의별 생각이 다 들지도 모른다. 하지만 공부의 신들로부터 들어보면 공부는 얼마나 집중해서 열심히 체계적으로 하느냐가 아주 중요한 것 같다. 그런데 바로 아이의 집중을 방해하는 것이 틱이다. 그래서 틱은 이미 장애의 커다란 요소가운데 하나가 되었다.

　눈을 순간적으로 깜박이는 행동, 코를 킁킁거리는 짓, 턱이나 어깨를 으쓱거리듯 움직이는 행위, 헛기침, 코웃음 치기 등 다양한 영역의 틱 장애가 나타나고 있다. 틱의 정의는 자신이 통제하지 못하고 일부러 빠르고 갑작스럽게 하는 반복적이며 비율동적인 움직임 혹은 소리를 일컫는다. 5세부터 7세에 많이 나타나며 자연스럽게 치료되는 경우가 많지만 그렇지 못하면 학습기 내내 이런 장애가 나타나 치명적으로 공부에 방해를 일으킨다. 틱은 일종의 유전적인 요인도 있고, 환경적인 요인도 있다고 보고되어 있다.

　아이들은 이런 장애를 지니고 있기 때문에 공부에 집중할 수가 없다. 당연히 성적이 오를 리는 없다. 친구들의 놀림까지 곁들여지면 아이의 인격 형성에도 심각한 문제를 일으킬 수가 있어서 부모님들은 잘 관찰하여 이런 장애를 치료해주어야 한다. 친구들의 놀림은 치유될 수 있는 증상도 더욱 심해지며 시기

역시 오래 지속되는 것으로 알려져 있다. 따라서 적절한 시기에 치료가 되지 않으면 아이의 인생에 매우 중요한 시기를 소득 없이 놓칠 수가 있다. 이런 틱이 나타나면 주의력 결핍이나 과잉행동장애, 강박장애 등이 동시에 나타날 수가 있기 때문에 주의를 요하는 것이다.

틱 장애는 위에 언급한 초기적 증상에 자신을 때리거나 갑자기 뛰는 행위, 물건을 아무 생각 없이 집어던지는 행동, 손톱을 물어뜯거나 손가락 냄새를 맡고 다른 사람을 마구 만지거나 하는 복합적인 장애를 동반하고 있다. 마구 욕을 쏟아내는 외설증으로 나타나기도 한다. 대개는 저절로 사라지는데 1년 이상 지속되는 경우에는 반드시 관심을 갖고 임해야 한다.

이런 장애를 부모가 발견하면 일단 병원에 데려가서 정확한 진단을 받아야 한다. 그리고 전문가와 상의해서 대처해야 하는데 대개는 아이에게 약물적 치료를 권유하는 것이 다반사다. 하지만 약물의 주입은 어린 아이에게 그다지 좋다고 생각하지 않는다. 약물이 아니고도 충분히 치료할 수 있다면 바로 그 방법을 찾아야 하지 않을까?

우리는 CST를 통해서 아주 쉽게 틱 장애를 해결할 수가 있다. 틱뿐만 아니라 아이가 공부에 집중하지 못한 원인은 근본적으로 뇌에 문제가 있기 때문이다. 따라서 뇌를 집중적으로 관리하는 CST기법을 통해 아이의 문제를 깔끔하게 해결할 수

가 있다. 항도파민 제제
로 틱을 효과적으로 억
제하는 것으로 알려져
있는데 우리는 이런 약
물을 사용하지 않고 오
직 손의 접촉에 의한
CST기법을 가지고 틱
을 해결하고 있다. 필자
의 임상에 따르면 가장
쉽게 해결할 수 있는 것

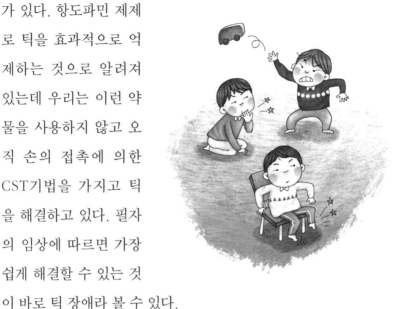

이 바로 틱 장애라 볼 수 있다.

틱을 가진 아이에게 CST를 적용하면 아이는 먼저 충분한 수면을 통해 이완되며 정기적인 관리를 통해서 자신의 숨겨진 재능이 무엇인지도 찾아낼 수가 있다. 이를 통해서 부모와 아이의 의사소통이 원활해지는 것은 물론 또래 아이들과의 관계도 크게 개선되며, 궁극적으로 집중을 잘 하게 되어 학습효과 역시 상승되는 것으로 나타나고 있다. CST는 아이들의 발육을 촉진시킬 뿐만 아니라 이런 틱 장애 등을 해결하는 정말 놀라운 테크닉임을 필자는 많은 임상을 통해 확신하고 있다.

CT촬영 웬만하면 하지 마세요!

우리는 여러 가지 이유로 병원에 가서 CT촬영을 하게 된다. 자신의 뜻과 관계없이 촬영을 하게 되는 경우가 대부분이다. 과연 CT촬영은 안전한 걸까? 최근 CT촬영의 문제에 대해 많은 말들이 나오고 있다. CT촬영이 인체에 엄청나게 해롭다는 것이 의료계의 중론인데 무엇보다 인체에 CT촬영으로 인한 방사선이 쌓였을 때 심각한 문제가 발생할 수 있다고 한다.

미국에서는 특별히 이상을 느끼지 않는 경우에는 건강검진을 하지 않고 있으며, 국가적인 차원에서 암의 존재 여부 등을 알기 위해 CT촬영을 하는 것을 금지하고 있다고 한다. 영국 역시 검진만을 위해서 CT촬영을 하지 않는 것으로 알려져 있다.

다른 방법으로 병이나 몸의 이상을 알아낼 수 있다면 바로 그 방법을 사용하는 것이 가장 현명한 방법이다. 그런데 우리의 경우에는 보편적으로 두려움 없이 CT촬영을 하는 경우가 비일비재하다.

인체에 한번 축적된 방사선은 외부로 결코 배출되지 않는다고 한다. 방사선이 무서운 까닭이 바로 여기에 있지 않을까? 폐를 찍고 복부를 찍고 3차원 방식으로 요추를

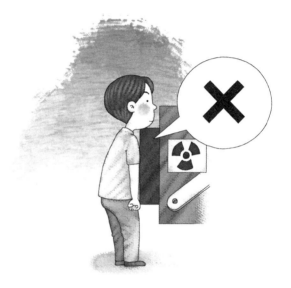

찍고 또 경추도 찍는다. 이럴 경우 인체에는 많은 양의 방사선이 축적되게 된다. 방사선이나 방사성 물질에 노출되어 이런 방사선으로 인한 암의 발생 가능성을 결코 배제할 수 없다고 한다. 그래서 미국이나 영국 같은 선진국에서는 철저히 CT촬영을 통제하고 있다.

우리가 아파서 병원에 가면 대개의 경우 CT촬영을 자연스럽게 한다. 검진을 하러 가서도 이런 촬영을 우리는 매우 자연

스럽게 받아들인다. CT촬영 시 방사선 피폭량을 보면, 머리 부분 촬영 1회 시 2mSv(밀리시버트), 흉부 1회 촬영 시 7mSv, 복부 촬영 시 8mSv 정도라고 한다. 일반인의 1년 피폭 허용량은 1~3mSv이라 하며, 따라서 반복적으로 이런 촬영을 하였을 때에 인체는 엄청난 방사선에 노출되는 것이다.

일본정부에 따르면, CT 1회 촬영 시 부작용은 오염된 우유 1리터를 마실 때보다 8배 정도에 달하며, 오염된 시금치 1킬로그램을 먹을 때의 3배에 달한다고 한다. 결코 무시할 수 없는 양이 인체에 흡수되는 것이다. 이런 방사선이나 방사성 물질을 배출하기 위한 다양한 방법이나 물질을 개발하고 있는 것으로 알고 있다. 하지만 아직까지 신통한 방법이 마련되지 못한 것으로 알고 있다.

CT촬영 등으로 방사선에 피폭되면 어쨌거나 암의 발생 가능성이 방사선에 노출되지 않은 사람에 비해 높다. 그리고 짧은 기간에 반복적으로 CT촬영을 하게 되면 이런 위험성은 더욱 커진다는 사실이다. 또한 휴대폰이나 컴퓨터 등 전자제품의 홍수 속에서 살아갈 수밖에 없는 현대인들에게 설상가상 CT촬영은 백해무익한 것이다. 어느 연구보고서에는 뇌암 발생 가능성이 CT촬영으로 60mGy 노출 시 3배나 높은 것으로 나타났다.

정말 무시할 수 없는 수치다. 혹자는 아주 미미한 것이라고 말을 하기도 하지만, 일본에서 방사능에 노출되어 현재 암환자들이 발생하고 있다는 보고가 있다. 방사선과 암 발생의 연관성을 부인할 수가 없는 이유이다. 그렇다면 어떻게 이렇게 몸속에 축적된 방사성 물질을 배출할 수 있을까? 필자는 CST^{(두}_{개천골요법)}를 통해서 몸속에 축적된 방사성 물질을 배출시킬 수 있다고 생각한다. CST는 인체 내에 들어있는 온갖 독소물질을 외부로 배출시키는 탁월한 요법이기도 하다. 아마 CST를 지속적으로 자신의 몸에 시행한다면 방사성 물질은 물론 여타의 중금속 물질 역시 몸 밖으로 배출해낼 수 있을 것이다.

신생아들에게 황금 테크닉

신생아들에게 있어서 뇌의 구조가 기형이 되는 경우가 많이 발생하고 있다. 그런데 이런 기형의 근원이 산모에게 있다는 것을 알면 경악할 일이 아닐 수가 없다. 선천성 뇌의 기형은 임신 3, 4, 5주에 일어난다. 왜 이 기간에 문제가 되는가 하면 바로 뇌의 구조들의 핵이 이 기간에 나타나기 때문이다. 이 시기에 뇌가 형성되고 이후에는 발달을 하면서 효율적으로 기능을 수행할 수 있도록 한다.

뇌기능의 장애는 임신 중이나 분만 하는 중, 분만 직후에 가장 많이 일어난다. 뇌의 형성 및 발달시기에 약물을 복용해서 약물중독이 되거나 병원체의 감염 등을 경계해야 한다. 뇌에 산소 공급을 제대로 못해주어 산소결핍에 의한 장애가 나타나는 경우도 있다. 탯줄이 태아의 목에 감겨서 뇌에 산소의 공급이 부족하게 되는 경우가 있다. 태아가 엄마의 자궁 내에서 만나게 되는 여러 가지 문제들도 주의를 게을리 하지 않으면 안 된다.

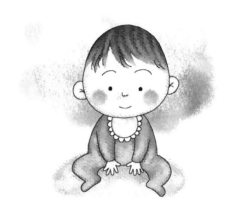

어머니의 건강이 좋지 않은 경우 또는 태반이 자궁벽에 완전히 착상하지 않은 문제, 태반이 태아에게 적정량의 혈액을 공급해주어야 하는데 그러지 못하는 문제 등은 아이에게 장애를 가져다준다. 분만손상에 의한 뇌출혈로 경막 아래, 지주막과 연막 사이, 뇌조직의 안 또는 뇌실계에 장애가 일어날 수 있다. 출혈이 어느 부위에 일어났느냐는 매우 중요한 관건이며, 출혈의 양에 따라 심각성이 달라진다.

뇌에 간혹 멍이 드는 것을 볼 수 있다. 이런 경우 작은 출혈이 문제가 되는 것이다. 혈관에서 나와 뇌 조직 안으로 들어간 혈액세포는 뇌의 기능에 문제를 가져올 수 있다. 혈액세포가 파괴되면서 남는 잔유물이 어디를 자극하겠는가? 당연히 뇌의 조직을 자극한다. 그래서 뇌의 기능에 문제를 유발한다. 적혈구가 화학반응을 일으키는 과정에서 일부는 쓸개즙염을 만든다고 하는데 이는 매우 자극적인 것이다.

쓸개의 맛을 봐 본 사람은 얼마나 자극적인지 알 것이다. 뇌세포에게 쓸개즙은 얼마나 자극적이겠는가 한 번 생각해 보라. 이런 자극에 대해 뇌 조직은 섬유화를 통해서 대처한다. 뇌의 신경아교세포가 신경자극의 전달을 방해하도록 섬유를 생성한다. 그렇다면 뇌의 이 부분은 제대로 기능하거나 작동하지 못할 것이다. 그 부위가 어느 부위냐에 따라 장애의 내용 역시 달라질 것이다.

언어 부위라면 언어의 장애를 가져올 것이다. 두 팔의 운동부와 관련이 있다면 바로 그런 운동에 있어서 장애를 가져올 것이다. 상상하면 매우 끔찍한 일이다. 위에서 언급한 적혈구 같은 혈액의 화학작용의 과정에서 에너지가 발생할 수도 있다고 한다. 에너지가 방출한다면 어떤 일이 일어날까?

당연히 에너지는 비정상적으로 생성된 것이다. 그래서 어디에 특별히 사용되는 에너지가 아니다. 이런 남아도는 비정상적인 에너지는 발작으로 이어질 가능성이 다분히 있다. 이렇게 보는 의학자들이 많이 있다. 아이들에게 일어나는 경련이나 발작 같은 것도 이와 결코 무관한 것은 아니라고 생각한다. 출혈이나 에너지, 멍 같은 것은 많은 문제를 일으키는 중요한 요소이다.

출혈이 일어난다면 빨리 제거해 주어야 한다. 섬유화 되는 것을 속히 막아야 한다. 두개천골요법이 이런 섬유화를 막아주는 데는 효과적이라고 생각한다. CST는 두개골 내의 액체의 흐름을 매우 빨라지게 한다. 신선한 피를 빨리 공급해 주기 때문에 섬유화 되는 것을 막아준다. 놀라운 일이 CST로부터 일어나게 된다.

생각보다 똑똑한 아이들

　우리 아이들은 생각보다 똑똑하고 영리하다. 영특하기까지 하고, 부모 입장에서는 자기 아이들이 영재로 여겨지기도 한다. 그런데 설령 공부를 못하고 미련 맞고 굼뜬 아이라 보여도 우리 아이들은 생각보다 똑똑하다.

　우리는 간혹 부모의 입장에서 아이들에게 진정 무엇을 바라는지 모를 때가 많다. 지나친 것을 바라고 기대하는 것은 아닐까. 혹은 내면에 잠재되어 있는 천재성을 발견하지 못하고 단순히 당장 공부를 못한다 하여 기대를 저버리는 것은 아닐까? 정말 문제인 것은 바로 이런 부모의 태도라고 생각한다.

　우리는 철저히 자신에게 이렇게 질문을 해보면 어떨까?『상

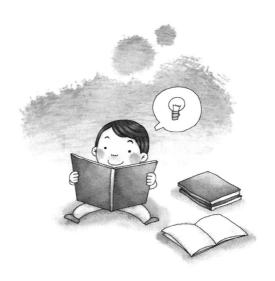

처받은 내면 아이』의 저자 존 브래드쇼의 연구를 통해 잠깐 음미해 보자. 아이가 태어나서 돌이 되기 전부터 20개월이 채 되기 이전까지 우리의 아이들이 무엇을 원하는지 살펴보아야 한다.

아이가 너무 난폭하거나 말괄량이처럼 제멋대로이고 통제하기 어려운가? 만약 그렇다면 우리 자신이 아이로부터 받은 상처는 매우 컸을 것이다. 아이는 세 살이 지나면 대체로 부모한테 의존하지 않으려 한다는 경향이 있다고 한다. 왜냐하면 항상 부모의 관심이 미치거나 관심 범위 안에 있으면 아이는 부모에게 의존하게 되고, 이런 것들이 결국 오랫동안 부모로부터 구속되도록 하기 때문이다.

부모는 아이들에게 너그러울 줄 알아야 한다. 아이는 모험적인 시기를 거치면서 닥치는 대로 만지고 돌아다니며 잡으려고 한다. 이럴 경우 부모의 배려가 매우 필요하다. 부모의 정서가 똑발라야 아이의 정서 역시 똑바르게 형성되는 법이다. 걸음마나 배변활동, 걷고 달리기, 작은 운동 등을 통해 아이가 근육의 힘을 키우고 균형 감각을 익힐 수 있도록 해야 한다. 아이들의 정서는 이런 행동 들을 통해 균형을 이룬다.

아이들은 부모를 모방한다. 아이가 비록 눈을 감고 잠을 자고 있어도 그 잠재의식 속에는 부모의 말과 행동, 눈짓, 손짓 등을 관찰하고 있다.

그래서 학습을 하는 것이다. 부모의 학습을 통해서 환경에 적응하고 이런 환경에서 살아나갈 생각을 스스로 하게 되는 것이다. 그래서 부모는 만약 갈등을 만나면 해결하기 위한 지혜로운 노력이 필요하다. 아이한테 거짓이 아닌 진실 된 마음을 표현하여 아이로부터 신뢰를 얻도록 한다.

아이들이 세상은 자기 마음대로 모두 되는 것이 아니라는 것을 깨달을 수 있도록 해주어야 한다. 자신을 통제하는 법을 익혀야 한다는 말이다. 자신이 갖고 싶은 장난감을 모두 가질 수 있는 것이 아니라는 것도 심어주어야 한다. 그리고 수치심을 느낄 수 있도록 해주어야 한다. 가령 옷에 배설을 했을 때의 수치심, 오줌을 가리지 못했을 때의 수치심, 이런 감정은 일종의 한계의 감정이라 말을 한다. 인간이기 때문에 오는 어쩔 수 없는 한계, 그리고 이런 수치심이 지나치지 않을 정도로 형평성을 이루게 해야 한다. 그래야 수치심을 느끼지 않도록 어떻게 대처해야 하는지를 깨닫게 될 테니까.

우리 아이들은 어른들이 생각하는 것 보다 훨씬 똑똑하다. 아주 어린 나이에 어른이 상상하고 생각하는 것들을 상상하고 생각할 수도 있다.

본능적으로 여자 아이는 아버지를 좋아하고 남자 아이는 어머니를 좋아한다. 이른바 오이디푸스 콤플렉스며 엘렉트라 콤플렉스 같은 것을 가지고 있다는 말이다. 이런 모든 작용을 뇌에서 도맡고 있다. 우리가 모른다 하더라도 뇌는 이미 엄청나게 똑똑한 일들을 관장하고 있다.

CST는 그래서 뇌를 활성화시키는 테크닉이기 때문에 그 의미가 크다. 필자의 경험에 의하면 아이를 똑똑하게 만들 수 있는 가장 현명한 방법이 바로 자신의 아이들에게 CST를 시행하는 것이다.

CST는 앞에서 말하고 있듯이 희귀성 난치질환을 치유할 수 있는 신비로운 요법이기도 하지만, 정상적인 아이들을 영재, 천재로 만드는 아주 괜찮은 방법이다. 그래서 아주 옛날 과거에는 왕실에서 은밀히 CST를 활용했다는 보고도 있다.

우리가 굳이 의심할 필요 없이 이 책에서 보여주는 것을 실천해 보면 머지않아 느끼게 될 것이다. 필자는 대한민국의 모든 아이들이 공부 잘 하고 똑똑한 아이가 되었으면 정말 좋겠다. 욕심이라기보다 CST를 통해 충분히 그럴 환경을 만들어갈 수가 있기 때문이다.

우리아이 건강두뇌 만들기
PROJECT

제4장

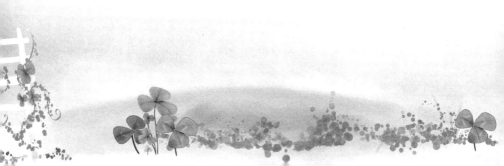

체성 감성 이야기

　미시간 주립대학의 존 어플레저 박사는 인체의 근육과 세포조직이 스스로 기억하는 능력을 가지고 있다고 주장한다. 만약 우리들이 넘어져서 무릎을 다쳤다면 그 순간의 일들을 무릎의 세포조직이 기억하고 있다는 말이다. 근육과 세포조직의 기억 능력에 대해 과학적으로 증명은 되지 않고 있다. 그런데도 많은 과학자들은 그 가능성을 존중하고 있다. 오늘날 우리는 많은 뉴미디어의 발전을 이룩했다. 근육과 세포조직의 기억과 관련, 다양한 뉴미디어 가운데서 이들 과학자들의 관심은 CD에 있다. 플라스틱의 내용물 속에 CD는 장엄한 오케스트라와 같은 엄청난 정보를 저장하고 있다. 말하자면, 플라스틱 소재의

CD가 그 속에 정보를 가지고 있다는 데에 관심을 보이고 있는 것이다. 하물며, 인간의 근육과 세포조직 역시 스스로 기억하는 능력을 충분히 지니고 있을 가능성이 높다는 얘기다. 그리고 실제적으로 과학적 증명은 되지 않고 있지만, 임상 사례들이 많이 나오고 있다.

물리적이든 정신적이든, 외상을 일으키는 힘이 작용할 때에 힘을 받는 조직은 변한다. 아마도 이것은 충격 에너지를 간직하는 것이라고 어플레저 박사는 말한다. 손상된 부위에 무질서한 에너지가 형성된다. 그런데 인체는 충격 에너지를 분산시켜 정상으로 만들려고 노력하거나 충격 에너지를 찾아 차단시키려고 한다. 외상 에너지가 효과적으로 격리된 후, 인체는 이 부위에 적응하게 된다.

적응의 대가가 아주 작으면 아무런 임상적 증세를 유발하지 않지만, 적응의 대가가 크게 되면, 많은 임상적 문제를 야기시킨다. 그러니까 외상을 당했을 경우, 그로 인해 우리 몸에서 일어날 수 있는 증후군은 몹시 다양하고 기이하게 나타나며 지금까지의 인체에 대한 지식으로는 이유를 설명하기 어렵다는 것이다. 몸에서 나타나는 증후군 가운데 통증과 공포감, 히스테리 등을 예로 들 수가 있다.

체성 감성은 바로 우리 몸이 기억하고 있는 것들을 불러와서 이완시켜주는 과정을 말한다. 전문용어로 '체성·감성 불러오기와 풀어주기'라고 말한다. 체성·감성 불러오기와 풀어주기 테크닉은 아주 간단하며 환자 역시 아주 빨리 받아들인다. 그러니까 이 테크닉을 시도할 경우 환자는 쉽게 반응을 보인다는 말이다. 아직은 과학적으로 증명할 수 없지만, 엄청난 일들이 환자의 몸에서 일어나는 것을 필자 역시 자주 보아왔다.

환자의 몸에서 반응을 보이면 시술자는 그 반응이 모두 풀릴

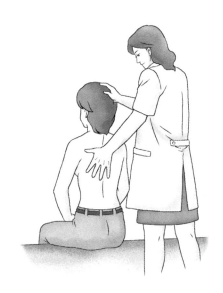

체성감성 풀어주기

때까지 기다려야 한다. 인체의 몸은 자기치유를 하는 능력이 있기 때문에 환자는 무의식 속에서 이상한 동작들을 보일 수가 있는데 이 때는 시술자 역시 당황하면 안 된다. 필자 역시 어플

레저 학문을 4년 동안 공부하고서 시술하기 시작했을 때, 초기에는 몹시 당황하고 두렵기도 했다. 그러나 그러한 환자의 기이한 행동들은 자기 몸을 치유하는 과정인 것이다. 환자의 반응은 5분이 걸릴 수도 있고 훨씬 많은 시간을 필요로 할 수가 있는데 침착하게 대응해야 한다. 그러니까 시술자는 환자를 위해 여유 있는 시간에 체성 감성 테크닉에 들어가야 한다.

환자는 앉거나 눕는데 시술자의 한 손은 환자의 두정골^(이마 윗부분)위에 두고 다른 한 손은 뒤쪽 흉추의 상부를 후방으로 접촉한다. 두정골 위의 손에 압박감을 느끼도록 힘을 가하고 압박의 느낌이 상부 흉추에 접촉된 다른 손에 느껴질 때, 계속 그 정도의 압박을 가하며 환자의 몸이 무엇을 하든지 허락하는 것이다.

과정이 끝나면, 환자는 완전히 이완상태에 놓이게 되고 이렇게 풀리는 현상은 여러 차례 감지된다. 이제 환자의 몸은 놀랄 정도로 변화되어 있을 것이다. 필자는 이러한 체성 감성 테크닉이야말로 현대인들에게 권할 수 있는 경이롭고도 유익한 새로운 학문적 분야라고 생각한다.

이러한 학문이 국내에서도 활발하게 연구되었으면 하는 바람을 갖는다.

체성 감성 이야기

현대인의 질병〈외상 후 스트레스 장애(PTSD)〉

최근에 크게 대두되고 있는 현상이 외상 후 스트레스 장애이다. 예전 같으면 전혀 생각지도 못한 질병이다. 뚜렷한 병명도 없이 아프거나 일상생활을 할 수 없을 정도의 불안과 공포, 고통에 시달리는 경험은 누구나 있을 것이다. 따라서 현대인들 누구나 경험하고 누구에게나 발생하기 쉬운 질병이 바로 외상 후 스트레스 장애이다. 충격적인 사건을 겪고 난 뒤에 불안상태가 지속되는 경우이다.

충격적인 사건을 경험하거나 목격한 뒤에 이에 관련한 심리적 증상들이 나타나게 되며 매우 민감한 반응을 불러온다. 관련 자극을 회피하거나 경우에 따라서는 정서적으로 무감각해지는 수도 있다. 이런 일들이 반복되면 일상생활에 심각한 지장을 초래하게 되며, 자신의 내면에 기억된 다양한 경험들이 오랜 세월이 지난 뒤에(면역력이 떨어지면) 다양한 현상으로 장애를 초래하게 된다.

유아기 때에 부모나 가족들과 무의식적으로 겪은 갈등이 성인이 되어 다시 무의식적으로 갈등을 일으키고, 억압이나 공포 등의 장애를 초래한다. 사는 동안 자신도 모르게 겪은 모함이나 치욕적인 일, 수치, 경미한 사고, 다툼 등등 외상적 경험이 내면에 잠재되어 있다가 몸속에 다양한 장애를 불러오는 것이다. 우리나라 여성들에게 많이 발생하는 홧병 같은 것은 좋은 사례라고 볼 수 있다.

천안함 폭침 때에 가까스로 목숨을 건진 장병들이 겪는 고통과 심리적 불안감, 대구지하철 화재 참사 이후 구사일생으로 살아난 분들은 지하철은 물론 버스 타는 일도 두려워한다. 어린 시절 부모에게 받은 학대, 남편의 폭력을 견디며 살아온 주부, 참혹한 광경을 자주 목격하는 119구급대원, 구제역 매몰 작업에 참여한 공무원들.....이들이 겪는 고통은 생각보다 심각하며, 당장 느끼지 못하더라도 언젠가 심각한 신체적, 정신적 장애를 유발하게 된다.

이런 외상 후 스트레스 장애를 방치하면 더욱 정도가 깊어져서 일상생활을 영위하기 어려운 것은 물론 견디기 어려운 고통에 시달리게 된다. 따라서 이런 경험이나 체험을 가지신 분들은 반드시 초기에 치유해야 뒷날 고통에서 해방될 수 있다. 또한 이미 이런 고통을 겪고 있는 분들 역시 정성껏 치료를 해야 한다.

환자의 증상에 따라 세로토닌이나 항 우울제를 투여하고 있

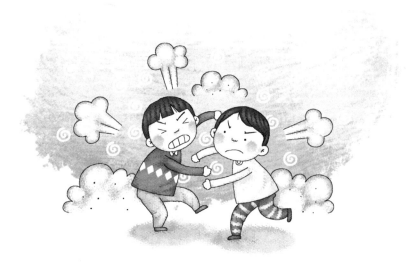

지만 이런 약물치료를 통해 증상의 근본을 치료하기 어렵다. 약물치료보다 중요한 것은 몸속에 내장되어 있는 지난 일들에 대한 기억을 잠식시키고, 스트레스나 불안에서 탈피할 수 있는 심리적 신체적 이완을 시켜야 한다는 것이다. 6.25전쟁을 경험

한 분들이 여전히 많이 생존해 있고, 크고 작은 대형사고 등이 많았던 우리 사회를 생각할 때 정부가 정책적인 측면에서 이런 치료 프로그램을 운영하는 문제도 시급하다.

PTSD의 전형적인 범주 3가지 즉, 외상 사건의 재 경험, 외상 사건에 대한 회피 및 감정의 둔화, 예민한 반응 등의 증상이 있을 때는 반드시 외상 후 스트레스 장애를 의심해야 한다. 성폭력이나 폭력, 사고 등등 이러한 장면이 자꾸 떠오르고 특정한 장소나 사람, 물건, 상황 등을 피하는 경우 심각한 문제로 비약될 수가 있다.

필자의 경험에 의하면, 외상 후 스트레스 장애의 근본적 해결로서 반드시 필요한 것이 CST^(두개천골요법)이다. CST를 이런 환자에게 집중적으로 시행하게 되면 시간이 지남에 따라 이런 고통에서 해방된다. 다양한 임상적 사례를 통해 우리 몸속에 기억되어 있는 흔적의 낭포가 제거되는 결과를 얻었다. 외상 후 스트레스 장애 역시 반드시 치료가 가능한 질병이라고 필자는 생각한다.

에너지란 무엇인가?

에너지는 기^(氣)로 설명할 수 있다. 에너지는 동양에서 인식하는 현상계의 모든 존재 혹은 기능의 근원이라 할 수 있다. 동양 철학에서 기^(氣)란 사물의 존재, 활동 등을 설명하는 중요한 개념인 것과 같다.

동양의 인식에 있어서 모든 사물과 현상의 생성과 소멸, 질서의 유지 등은 도^(道) 혹은 이^(理)의 법칙에 따른 기^(氣)즉 에너지의 작용으로 본다. 우주 내의 모든 존재가 기^(氣)로 이루어졌다는 것이며, 따라서 인간 역시 기^(氣)의 범주에 속하는 것이다. 사람이 죽으면 결국 에너지가 소멸하였다고 말한다.

에너지를 가장 구체적으로 살펴본다면, 삼라만상에 존재하는 모든 사물을 이루는 근본이며, 모든 현상과 변화를 가져오는 실재(實在)하는 힘이다. 이런 점에서 우주, 지구, 인간, 자연, 동식물 등 모두 기(氣)의 영향을 받고 있다. 중국의 장자는 '에너지의 모임은 태어남이며, 에너지의 흩어짐은 죽음'이라고 했다. 장자의 이러한 정의에 의하면, 동양사상의 핵심이 바로 에너지 즉 기(氣)라는 점을 이해할 수 있다. 그러므로 기(氣)즉 에너지를 알면 동양의 철학은 물론, 의학이나 사상까지도 안다고 할 수 있으며, 기(氣)를 모르면 이러한 것들을 역시 모른다고 밖에 할 수 없는 것이다.

예를 들면, 우주의 존재는 에너지로부터 비롯되었고, 눈과 비를 가져오는 것도 에너지가 가능하게 했던 것이며, 사람의 몸에 병이 생긴 것도 에너지와 관련한 것이라 할 수 있다. 에너지가 인간의 감정을 조절함은 당연한 것이며, 우주의 질서 또한 이것으로부터 크게 영향을 받는다는 점이다.

에너지의 종류는 또한 다양할 수밖에 없다. 이를테면, 땅의 에너지면 지기(地氣)요, 하늘의 에너지면 천기(天氣)요, 마음의 에너지면 심기(心氣)라고 한다. 천기(天氣)에는 다시 대기(大氣)와 공기(空氣)로 분류되는 자연의 기(氣)가 있고, 은하계나 태극, 자기 등으로 분류되는 우주의 기(氣)가 있는데 이를 합쳐서 천기(天氣)라고 부른다.

인간의 기$(氣)$즉 에너지를 원기$(元氣)$라 하며, 동식물의 기$(氣)$를 생기$(生氣)$라고 한다. 원기와 생기는 생명체가 살아나갈 수 있는 생명의 기$(氣)$이다. 인간의 원기$(元氣)$는 선천적으로 물려받은 기$(氣)$가 있으며, 후천적으로 얻는 기$(氣)$가 있다. 후천적으로 얻는 기$(氣)$를 우리는 정기$(精氣)$나 사기$(邪氣)$라고 부른다.

정기$(精氣)$를 다시 분류해 보면, 신체의 각 장기에서 만들어지는 기$(氣)$인 영기$(營氣)$는 혈액처럼 혈관 속을 지나며, 종기$(宗氣)$는 경락으로 흐르는 기$(氣)$를 말한다. 외부로부터 병을 일으키는 사기$(邪氣)$의 침입을 막는 위기$(衛氣)$, 혈액이나 땀, 오줌, 정액, 침 등에서 이루어진 기$(氣)$의 배출을 조절하는 섭기$(攝氣)$, 이들 기$(氣)$가 맡는 역할 밖의 체내 기화작용을 조절하는 것을 기화기$(氣化氣)$라고 한다.

좋은 기$(氣)$를 정기$(精氣)$라고 하는 반면, 나쁜 기$(氣)$를 사기$(邪氣)$라고 한다. 여기에는 6음$(六淫)$이라 하는 풍$(風)$, 서$(暑)$, 습$(濕)$, 조$(燥)$, 한$(寒)$, 화$(火)$ 등이 있다. 이처럼 사기$(邪氣)$가 뭉친 부위는 기$(氣)$가 허$(虛)$해서 저항력이 떨어질 뿐만 아니라 그로 인하여 병이 생기게 된다.

기$(氣)$, 즉 에너지를 어떻게 이해할 것인가에 대한 해답은 바로 기$(氣)$의 본질을 이해하는 것이라 할 수 있다. 가장 먼저, 우리는 노자$(老子)$의 우주관을 생각해 볼 필요가 있다. 노자는 기

(氣)적 우주관에 대해, "도(道)는 하나를 낳고, 하나는 둘을 낳고, 둘은 셋을 낳고, 셋은 만물을 낳았다. 만물은 그 안에 음과 양을 상대적으로 안아서 지니고 있으며, 기(氣)가 충만함으로써 조화를 이루고 있다."라고 하였다.

노자는 이렇듯 자신의 우주관에서 기(氣), 즉 에너지가 만물의 에너지원인 것을 설명하고 있다. 우주에서 가장 커다란 에너지원이 무엇이냐 하면,

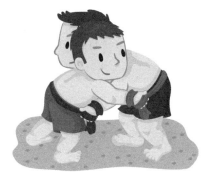

바로 기(氣)라 할 수 있다는 점이다. 따라서 우주에 기(氣)가 없다면 만물 역시 만들어지지 않는다는 점을 유추해 볼 수가 있다.

장자(莊子)의 기(氣)에 대한 견해를 살펴보자. "사람의 태어남은 기(氣)의 모임이다. 기(氣)가 모이면 삶이 되고 기(氣)가 흩어지면 죽음이 된다. 옛말에 있거니와, 천하를 통틀어 볼 때, 오직 기(氣) 하나뿐이다." 하고 장자가 말했다.

장자의 견해에 의하면, 생명현상을 오직 기(氣)의 모임과 흩어짐을 가지고 이해하고 있다. 우주만물의 본질이 기(氣)라는 점을 장자는 일찍부터 인식하고 있었다. 단편적으로 살펴보았지만, 노자와 장자의 견해를 통해 볼 때, 기(氣)는 태초, 즉 우주의

탄생 순간부터 지금까지 존재해 오면서 삼라만상에 생명력을 부여하고 변화시키는 힘이 되고 있다.

종합하여 볼 때 기($氣$), 즉 에너지는 모든 사물의 존재양식이며, 모든 생명의 근원이다. 또한 우주 질서의 원리이고, 만물의 생로병사를 주재하는 실체라 할 수 있다. 기($氣$)야말로, 우주 질서의 원동력일 뿐만 아니라, 우주적 질서의 원리인 것이다.

현대과학에서 물체 안에 에너지를 결집시키는 현상을 설명하기 어렵다고 한다. 그러나 특정한 사물에 기($氣$)를 모으는 일은 실제로 가능하다. 기공($氣功$)을 수련한 사람은 기($氣$)를 발사해 특정한 물건에 결집시킬 수가 있으며, 그 물건은 이제 기($氣$)가 담긴 정보물이 되는 것이다.

기공($氣功$)을 수련한 사람은 기($氣$)를 모으는 것이 가능하다. 기공을 수련한 사람의 경우, 그의 곁에서 나오는 기($氣$)는 살균력이 있음이 입증되었으며, 수행을 많이 한 고승($高僧$) 역시 불상에 기($氣$)를 모으는 능력이 있음이 드러나고 있다.

이런 점에서 에너지에 대한 연구는 확대되어야 한다. 특히 우리는 에너지에 대한 개념을 확장하는 태도가 중요하다. 열에너지, 전기에너지, 자력($磁力$)에너지, 핵에너지, 그 밖에도 여러 에너지가 있음을 인정해야 한다. 이러한 에너지의 법칙들--에너지 분포, 전화($轉化$), 보존에 관한 법칙-- 역시 새롭게 발전 되어야 한다.

이러한 기(氣)를 우리가 잘 활용하기 위해서는 기(氣)에 공(功)을 들이는 기공의 활용이 매우 중요하다. 우리 인체의 오관(五官), 다시 말해 시각·청각·후각·미각·촉각 등과 다른 방법을 통하여 기(氣)를 인간이 원하는 목적을 위해 인위적인 행동이나 혹은 마음으로 화학적·물리적 변화를 추구하는 총체적 행위가 매우 중요하다는 점이다. CST는 인체의 에너지를 원활하게 소통하도록 한다. 특히 부속 테크닉인 에너지 전송은 인체의 에너지를 직접적으로 운용하여 인체의 활성화를 돕는다. 에너지 전송을 통한 치유의 정도는 거의 상상을 초월한다. CST의 매력이다. 에너지에 대해서 구체적으로 기술하고 있는 까닭이다.

에너지의 존재는 기적이다

　현실은 어쩌면 모든 생명의 총합인지 모른다. 이러한 총합체에 의하여 현실이 창조된 것은 아닐까? 그렇다면 인간 역시 만물의 총합체가 되기 이전에 우주의 에너지로 존재한 것인지도 모른다. 외부에 다시 외부 세계가 존재하는가의 물음처럼 우주의 에너지 세계는 호기심 그 자체이다.

　어떤 연구는 이러한 결론을 공표했다. 인간이 보는 내용의 50%는 실제 눈으로 보여지는 정보에 근거한 내용이 아니라는 것이다. 50%의 변화는 실제 인간에게 세상은 이렇게 보여야 한다는 기대를 반영하고 있다고 했다. 따라서 눈이 시각기관이 아니라 두뇌 혹은 마음이 시각기관이란 가정도 가능한 셈이다.

인체의 에너지 장인 오라는 인체를 둘러싸고 있는 미묘한 에너지 장이다. 이는 생명 에너지라 이름 할 수 있다. 이러한 에너지는 인체의 경락을 통해 흐르고 있는 것으로 알려져 있다. 인체의 에너지 장은 모든 사람들이 볼 수 있는 것이 아니다. 특별한 능력을 지닌 사람만이 볼 수가 있다. 태어날 때부터 이런 능력이 절로 나타나는 것이 아니라, 어떤 시기에 자연스럽게 나타나는 경우도 있다. 수련이나 공부를 통해 이러한 에너지를 볼 수 있는 능력을 받기도 한다.

인체에 특별한 에너지 중추가 있다는 사람도 있다. 이러한 에너지 중추가 인체의 다양한 기관과 신경중추 등과 연결되어 있다고 한다. 이러한 에너지들은 밖의 에너지 장과 연결되어 있어서 특별한 능력을 지닌 자들의 눈에 에너지의 소용돌이가 나타나 보인다고 한다. 이것을 흔히 '차크라'라는 용어로 부르기도 한다. 어떤 수행자는 한 여자의 에너지 장을 투시한 다음 그 여자의 자궁에 이상이 있음을 발견했다는 보고도 있다.

에너지의 색깔을 통해 질병의 유무와 정도를 식별하는 경우도 있었다. 검은색 가운데 흰 반점이 보이는 경우, 암의 전이를 의미하는 보고도 있다. 나쁜 음식을 먹으면 오라의 색깔에 손상을 입힌다는 말도 있다. 처방약의 복용 또한 에너지 장에 나쁜 색깔을 형성되게 하며, 방사성, 염색약 등도 마찬가지라고 한다. 특히 이러한 염색약의 흔적이 오라에 10여 년 동안 남아 있는 흔적을 발견한 사실도 보고되고 있다.

　오라뿐만 아니라 그 에너지를 조정하는 데 에너지 전송이 매우 깊은 관련이 있을 것으로 믿고 있다. 시간과 공간을 통해 치

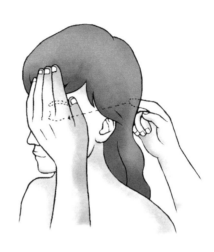

눈을 향해 에너지 전송

유에너지를 발생할 수 있다. 동시에 모든 장소에 치유 에너지는 잠재하고 있다. 멀리 떨어져 있는 사람의 오라를 읽을 수 있음은 이를 증명하는 것이라고 생각한다. 어떤 사람은 전화통화를 하면서 오라의 현상을 읽은 경우도 있다고 한다. 감각의 정도는 다양하다. 어지러운 색깔로부터 복잡한 빛, 복잡한 이미지, 두드러진 형체, 뿌우연 연기 같은 모양들......

이러한 사람들은 통찰력이 뛰어나다. 필자는 에너지 전송을 하면서 이러한 다양한 경험들을 몸소 한 바 있다. 이는 결코 거짓이 아니요 착각도 아니다. 절대적으로 확실한 필자의 경험을 통해 입증된 것이다. 인체에 존재하는 에너지와 인체의 주위에 존재하는 엄청난 양의 에너지가 사실이듯이 확연한 사실인 것이다.

　인체의 에너지는 물리적인 전기적 성질보다 훨씬 복잡하다. 아직 인체의 에너지에 대한 모든 것들이 발견되지 않은 채로 존재하고 있다고 본다. 그렇기 때문에 상상을 초월한 놀라운 일들이 우리 주위에서 일어나는 것이다. 우리는 이러한 믿음을 가지고 치유의 극대화를 이뤄내면 된다.　CST의 연장선에서 악세서리 테크닉인 에너지 전송의 엄청난 효능은 바로 여기에 근거를 두고 있다고 생각한다. 여러분들이 직접 시도해보면 어느 순간에 놀라운 일들이 발생하는 것을 경험할 수가 있다.

땅 속에 숨어 있는 치유에너지

최근 땅과의 접촉이 건강을 지키는 최고의 방법이라 주장하는 이들이 많은 것으로 알고 있다. 필자 역시 이들의 주장에 공감하고 있다. 땅과의 접촉, 핵심은 무엇인가? 땅의 감촉을 느끼며 맨발로 걸을 때에 건강해질 거라는 생각이 드는 것을 말한다. 현대의 쇠붙이와 콩크리트는 건강을 해치는 중요한 적들로 규정되고 있는 가운데 흙이야말로 병을 치유하는 마지막 수단임을 주장하는 것이다.

현대인들은 수많은 질병에 시달리고 있다. 세상을 살아갈 날들이 엄청나게 많은 아이들에게 이런 질병이란 삶의 질을 떨어뜨리는 직접적인 요소다. 공부를 열심히 해야 하는 아이에게

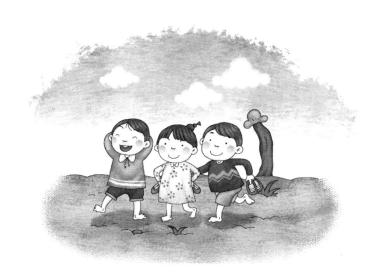

이런 질병은 인생의 독과도 같다. 불면증이나 만성통증, 스트레스, 불안, 조기노화에서부터 비염, 축농증, 안질, 건선, 습진, 상처 심지어 게임이나 오락중독에 이르도록 그 범위는 매우 포괄적이다.

땅과의 접촉은 일종의 동질성을 그 중심에 두고 있는지 모른다. 인체란 결국 흙을 통해서 빚어졌다는 성서의 말도 있고, 또한 생명을 마치면 흙으로 돌아가는 것이기 때문이다. 그래서 우리가 겪는 고통이나 질병은 땅으로부터 격리되었을 때 빈번하게 발생하는 것일지도 모른다. 인체는 자체적으로 전기를 띠고 있다고 한다. 그런데 원래부터 존재하는 전기적 상태가 훼손당하면 문제가 발생한다는 것, 그래서 이런 훼손의 전기적 상태를 원래대로 복원해 주면 최상의 건강 상태로 돌아간다고 한다.

우리가 생활하면서 가장 쉽게 걸릴 수 있는 것이 염증이다.

염증이야말로 무차별적인 암살자라고 정의하는 이들도 있다. 모든 질병의 시작은 염증으로부터 비롯되는 것이라고 생각하는 이들도 있다. 염증이 사람을 노화하게 만든다. 어떤 상처가 났을 때 염증이 생기는 것은 자연적인 과정이지만 이 염증이 상처가 낫도록 하기 위해서는 땅과의 접촉이 필요하다고 한다. 그런데 땅과의 접촉이 없으면 만성염증이 되어 질병을 더욱 악화시킨다고 한다. 그래서 땅속의 에너지를 최상의 항염증제며 항노화제라고 주장하는 의학자도 있다.

우리 가운데 누군가 어느 부위에 문제가 있다면 일단 한 번 신발을 벗고 땅을 걸어보면 어떨까? 필자는 물론 이렇게 걸어보지는 안했지만 분명 탁월한 효과가 나타날 것이라고 본다. 당장 생리통에 시달리고 있거나 피가 통하지 않아 손발의 끝이 시리고 아프거나, 관절이 저리고 아프거나 허리가 아프고 가슴이 답답하거나 밥을 먹었는데 배가 불편하다거나 하면 맨발로 땅을 밟고 걸어보기를 권한다. 우리의 치유 에너지가 땅속에 있다고 하는데 우리는 두꺼운 신발을 신고 두꺼운 양말을 신고 땅이 아닌 높은 마천루에서 살다보니 치유의 혜택을 누리지 못하는 것인지도 모른다. 인류가 이룩한 문명이 오히려 흙속에 있는 치유에너지를 가로막고 있는지도 모른다는 말이다. 어느 정도 신뢰가 가는 가설이다.

우리는 마음만 먹으면 언제라도 땅을 그리고 흙을 밟을 수 있지 않은가? 치유의 에너지를 우리가 마음만 먹는다면 얼마든지 가져올 수 있다는 말이다. 또한 우리 스스로 치유 에너지로부터 분리되어 살아왔던 것일 수도 있다. 하지만 현대에 사는 우리가 신발을 밟고 맨발로 땅을 밟고 다니기는 쉬운 일이 아니다. 이는 현실을 무시하는 이상주의적인 발상이다. 그렇다고 우리가 땅에 존재하는 치유에너지라는 것을 무시한다는 것은 아주 불행한 일이 아닐 수가 없다. 그래서 필자가 권유하는 것이 바로 CST에 나오는 에너지 전송이다.

에너지 전송이야말로 땅속에 존재하는 치유에너지와 똑같이 직접적으로 환부에 끌어올려 놀라운 치유력을 보여주고 있다. CST와 더불어 에너지 전송을 같이 시도하면 정말 놀라운 치유의 효과를 보게 될 것으로 믿는다. 우리 아이들을 똑똑하고 공부 잘 하는 아이로 만들기 위해 필자는 CST를 권장한다. 맨발로 땅을 밟아야 한다는 논리는 필자가 주장하는 핵심 내용이 아니다. 우리는 현대문명의 이기들을 결코 버릴 수가 없기 때문이다. 그렇다면 어떻게 해야 하나?

바로 CST와 에너지 전송을 시도하란 말이다. 알레르기가 있다면, 행동이 충동적이라면 역시 우리 아이들이 공부를 잘 할리가 없을 것이다. 아이가 깊은 잠을 자지 못한다면 당연히 공부에서 뒷전일 것이다. CST를 하면 급한 성격이 차분해진다. 알레르기가 사라진다. 키가 몰라보게 커지며 성장 속도가 달라진다. 다른 아이들과의 소통이 원만해진다. 스트레스를 느끼는 정도가 감소하고 자율신경계의 균형이 회복된다. 사실 자율신경의 균형이 깨지면 절대 공부를 잘 할 수가 없다.

혹시 당신이나 당신의 아이가 우울하지는 않나요? 필자를 찾으십시오. 혹시 불안하지 않나요? 오십시오. 혹시 각성제를 남용하지는 않았나요? 역시 주저하지 말고 노크하세요. 수면장애를 앓고 있지 않나요? 누군가에게 적대감을 느끼고 있나요? 흡연하나요? 외로움을 느끼신가요? 당분을 과다섭취하지는 않나요? 오세요. CST는 항상 열려 있습니다. 여러분의 삶의 미래가 완전히 달라질 것입니다. 만성스트레스에 시달리고 있지는 않나요? 활동하지 않고 방안퉁수 마냥 집에만 있나요? 편두통이 있다구요? 식탐이 심하다구요?

정말 우리에게는 많은 문제점들이 있다. 이루 말 할 수가 없을 것이다. 필자는 CST가 만능이라고 얘기하지는 않겠다. 하지만 믿는 자들에게 CST는 분명히 만능이다. CST를 하지 말아야 하는 뇌출혈이나 뇌동맥류 등을 제외하고는 말이다. 그래서 사실 CST는 왕족들만이 몰래 받았다는 말이 있다. 이 책을 통해 CST를 알게 되었다는 것만으로 우리는 축복받은 사람들이라고 확신한다. 이 말을 믿을 때 여러분의 삶도 달라지지 않을까?

숙명의 라이벌! 전자파, 멀고도 가까운 관계

인간에게 가장 소중한 세 가지가 있다면 무엇을 들 수 있는
가? 당장 우리 주위에서 산소를 빼앗아버리면 몇 분 이내에 우
리는 숨을 거둘 것이다. 따라서 산소는 너무 소중한 물질이다.
하지만 원래 충분히 대기 속에 존재하기 때문에 우리는 그 중
요성을 알지 못하는 것이다. 또 중요한 하나는 무엇일까? 산소
처럼 당장 목숨을 앗아가진 않지만 물이 없다면 우리는 적어
도 일주일 이상 버티지 못할 것이다. 따라서 물의 존재도 엄청
소중하다. 물만 있으면 뭐하나? 음식을 익혀 먹을 수 있는 불도
존재해야 하지 않겠나? 이렇듯 보면 물이나 불이나 인류에게
없어서는 안 될 아주 중요한 존재라는 것을 알 수 있다. 그런데

물과 불은 인류에
게 소중한 만큼 재
앙의 요인이 되기
도 한다. 물은 홍수
를 가져오며, 물에
서 놀다가 목숨을
잃기도 하고 바다
를 항해하다 풍랑
을 만나 죽기도 한

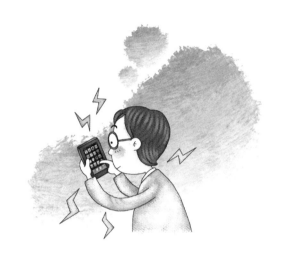

다. 불은 화재를 만나면 많은 소중한 목숨과 재산을 순식간에
앗아가 버린다. 그래서 멀고도 가까운 존재라고 했다. 인류는
그래서 이런 물이나 불과 언제나 피해갈 수 없는 숙명의 라이
벌로 살아가고 있는 것이 사실이다.

　그런데 21세기 눈부신 인류의 과학문명 속에서 물과 불처럼
유익한 것이 있다. 우리가 이미 생활 속에서 노예가 되어버린
첨단기기다. 당장 우리는 휴대폰을 가지고 산다. 하루 종일 가
지고 다니며 손에 없으면 불안하고 잠을 잘 때도 머리맡에 모
셔놓고 잔다. 휴대폰뿐만 아니라 어디를 가든 우리의 생활은
첨단기기 속에서 존재한다. 휴대폰을 아이한테서 빼앗을 수 있
는가? 빼앗기 힘들다. 우리가 여행을 갈 때 자동차 네비게이션
을 보고 간다. GPS를 무시하고 출발할 수 없다. 주방에서 밥을

지을 때도 우리는 전기밥솥을 사용하고 가스레인지를 사용한다. 전자레인지도 부지기수로 사용하는 실정이다. 필요한 존재이다. 우리가 이렇게 유익하게 사용하는 것들이 반면에 해로운 전자파의 장본인이다.

우리 인체 역시 뇌는 컴퓨터 역할을 하고 있다. 인체의 움직임을 위해 전기를 사용하고 있다. 그 전기를 사용하는 놈은 뇌라는 놈이다. 뇌가 모든 연출을 하는 것으로 생각하면 된다. 우리는 몸을 움직일 때마다 신경세포의 최소 단위인 뉴런이 전기를 발생한다. 과학자들은 심장의 혈관을 따라 흐르면서 대립을 일으켜 심장을 자극하는 전기가 발생한다는 연구결과를 이끌어냈다. 혈관을 흐르는 이온 즉 칼슘 혹은 칼륨, 염소나 나트륨 같은 이온들이 전기를 띠게 되는 것으로 이해할 수 있을 것이다. 인체의 모든 부위는 각자 그 기능을 하고 있는데 이것들은 구체적인 주파수나 주파수 범위를 갖고 있다고 한다. 우리가 알고 있는 대표적인 MRI는 특정 주파수를 경유하는 에너지를 움직여서 이루어진다. 인체는 그저 육체적인 것만이 아니라 에너지라는 점을 우리가 기억할 필요가 있다. 필자가 출간한 다른 저서에서 이미 인체로부터 에너지가 얼마나 발생하고 있는지 강조했다. 『에너지 전송』이란 책의 핵심은 바로 그런 내용이다.

미국의 건강전문가 '앤루이스 기틀먼'은 인간은 전자파에 포위되어 있다고 말하면서 전자파의 위험성을 천명하고 있다. 그

녀는 부엌이나 서재, 거실, 화장실, 침실, 심지어 외부에 돌아다닐 때에도 전자파에 노출되어 있다고 경고하고 있다. 온갖 형태의 눈에 보이지 않는 공해라고 그녀는 경고한다. 전기는 물과 불처럼 편리하지만 또한 어떤 경우에는 이들처럼 재앙이 될 수도 있다는 것을 강조하고 있다. 현대인들은 원인은 정확히 모르겠는데 정말 피곤하고 짜증나는 경험을 수없이 하고 있다고 한다. 결국 이런 원인의 장본인은 이런 기기들로부터 나오는 전자파에 의한 이상증세였던 것이다.

전자공해는 결코 사소한 문제가 아니다. 현대의 가장 무서운 질병인 암의 요인이 되고, 고혈압이나 당뇨의 요인이 되며 까닭모를 나태와 통증의 요인이 되며, 의욕의 상실이나 기억력의 저하 원인이 된다. 대충 정리해서 이렇다는 것이지 모든 질병을 나열하려면 수도 없을 것이다. 문제는 이런 전자파가 우리 몸속에 축적되는 것이다. 몸속에 축적된 전자파는 어떤 형태로든 인체에 나쁜 영향을 끼칠 거라고 생각한다. 필자가 가깝게 지내는 어떤 분은 집안에 가전제품이 너무 자주 망가졌다고 한다. 그런데 이들 가족이 CST를 받고 나서 이런 일은 거의 일어나지 않았다고. 아마 CST를 통해서 몸속에 축적된 전자파가 모두 방출되었기 때문이라고 생각한다.

전자는 유익한 면도 많지만 공해에 해당한다. 너무 지나치거나 너무 지나치게 노출되는 일은 정말 건강에 적신호를 가져온다. 전자공해는 결국 인체에 엄청난 스트레스를 유발시키면서 각종의 질병에 관여하는 것이다. 40~50대가 되면 밤에 잠을 이루지 못하는 경우가 흔하다. 왜 그럴까? 필자 역시 밤에 잠을 이루지 못해 멜라토닌을 복용한 적이 있다. 전자의 공해가 주요 원인으로 작용하고 있다. 전자공해는 세포막의 손상을 일으킨다고 한다. 그래서 치매, 노화, 급사 등에 관여한다. 정말 무서운 일이 아닌가? 이런 전자파가 멜라토닌 호르몬을 마르게 한다. 그래서 멜라토닌 호르몬이 부족하기 때문에 잠을 이루지 못한다는 것이다. 멜라토닌은 언제 수면에 들어야 하고 언제 깨야 하는지를 관장하기 때문이다. 전자파 때문에 이런 기능이 억제되고 있어서 멜라토닌 호르몬제를 복용해주는 것이 건강한 삶을 유지하는 방법이다.

전자파가 인체에 스트레스를 유발하는 주범이란 사실을 이제 확인할 수 있었다. 그런데 우리 몸속에 축적된 전자파를 어떻게 방출할 것인가? 필자의 경험에 의하면 CST야말로 몸속에 축적된 전자파 방출에 특별한 기능을 하고 있다. 필자는 CST를 시도하면서 인체에서 많은 전자파가 생성되고 또한 밖으로 방출되는 것을 직접 실감하고 있다. 이 테크닉을 시도하면 거의 누구나 수 분 이내에 잠에 빠져든다. 그리고 아주 숙면을 취했다고 말을 한다. 전자파는 인체에 분명 해롭다. 만성적 스트레스를 가져다준다. 이런 스트레스는 또 얼마나 위험한가? 남성의 예를 들면, 남성호르몬인 테스토스테론의 생성에 영향을 끼치고 정자를 만들어내는 일에도 크게 영향을 끼친다고 한다. 여성 역시 혈류량을 줄이고 임산부에게도 심각한 영향을 끼친다는 연구결과가 나왔다고 한다.

결론적으로 우리는 모두 전자파에 포위되어 살고 있으며, 이런 전자파를 피할 수 없다면 반드시 CST를 통해서 전자파를 방출해주어야 한다. 이러한 전자파는 아이들에게 더욱 치명적이란 사실을 깨달아야 한다는 것이다. 이런 환경공해의 가장 큰 피해자는 우리 아이들이라는 점이다. 아이들은 어른들보다 이런 공해에 많이 노출되어 있고, 몸이 전자파 등의 공해를 받아들이는 흡수율이 훨씬 높다. 아이들이 휴대전화 2분을 사용하면 뇌의 항진활동이 1시간씩이나 지속된다는 연구보고도 있다. 이런 아이들이 결코 공부를 잘 할 리가 없지 않은가? 우리가 아이들로부터 전자파를 완전히 격리할 수 있는 환경을 절대로 만들어주진 못할 것이다. 피할 수 없는 현실이다. 그렇다면 어떻게 해야 할까? 현명한 방법은 바로 CST를 통해서 몸속에 축적된 전자파를 자주 방출해주는 것이다. 아이들의 모습도 달라지고 아이들의 능력도 달라진다. 분명히 주기적으로 시도하면 여러분의 아이가 공부 잘 하는 아이로 달라질 것이며, 건강한 아이로 자라날 거라고 확신한다.

몸속의 정전기, 이거 제거해주면 아프지 않고 공부도 잘해요!

옛날 성냥이 없던 시절, 부시맨들은 어떻게 불을 사용했을까? 바로 나뭇가지의 마찰을 통해서다. 마찰이 있는 데는 반드시 정전기가 생긴다고 하는데 가장 쉬운 경험이 옷을 입다가 살갗과 천이 마찰하여 발생하는 정전기, 사람과 사람이 어쩌다가 손끝이 닿을 때 번쩍 놀라는 것도 정전기, 차 문을 열려는데 뿌직 전기가 일어 깜짝 놀란다. 바로 이게 정전기다. 지구에 있는 모든 물체라는 것은 원자라는 입자의 형태로 존재한다. 이 원자가 하나는 플러스를 띠고 하나는 마이너스를 띠며, 전하를 띠지 않은 중성자도 있다. 전자는 마찰을 통해 다른 쪽 물질로 이동을 한다. 이렇게 되면 마찰이 계속될수록 전자의 수가 늘어나게 되는데 이렇게 전자의 띠를 바로 정전기라고 하는 것이다.

그런데 왜 갑자기 정전기 얘기냐고? 그야 인체의 건강에 엄청난 파장을 가져오기 때문에 그렇다. 일본 의학자 호리 야스노리는 모든 질병에 체내의 정전기가 관여하고 있다고 주장하고 있다. 특히 아토피와 탈모는 물론 피부질환, 알츠하이머, 우울증, 조울증 등 다양한 영역에 영향을 끼치는 것으로 보고 있다. 그런데 몸속의 정전기를 제거하자 아픈 증상이 나아졌다는 것이 그의 증언이다. 정말 우리가 근래에 접한 최고의 정보가 아닌가?

그는 자신의 저서에서 그를 찾아오는 아토피 환자의 치료에 대해 비밀스런 얘기를 꺼내놓았다. 아토피 치료제로 사용하고 있는 스테로이드제는 인체의 부신피질에서 분비되는 호르몬을 화학적으로 합성해서 만든 약제라는데 이 약제를 오랜 기간 사용하면 부작용이 생긴다는 것이다. 이로 인하여 오히려 증상이 악화되는 경우를 직접 경험했다고 그는 고백했다. 이런 환자들에게서 정전기를 줄이거나 제거하는 치료를 하여 아주 큰 효험을 보았다는 것이다. 그를 찾아오는 환자들에게 정전기를 발생할 수 있는 생활환경을 차단하도록 규제를 했는데 이에 따른 환자들의 상태가 아주 몰라보게 호전되었다고 한다.

인간의 몸속에는 항상 정전기가 흐르고 있다. 적혈구는 혈액에 섞여서 다양한 성분들과 서로 스치면서 흐르는데 그때 당연히 정전기가 흐르는 것이다. 어떤 적혈구는 마이너스를 띠고 어떤 적혈구는 플러스를 띠면서 자석의 N극, S극처럼 서로 잡아당기니 혈액이 달라붙어 끈적거리는 혈액이 된다는 것이다! 이렇게 쫀득거리는 정전기를 지닌 피가 인체에 어떤 영향을 끼

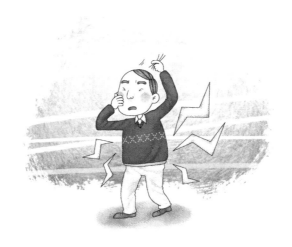

치며 그 몸 속 온 구석을 흐를 것을 생각해 보라. 정말 아찔한 얘기 아닌가?

우리는 현대생활을 영위하면서 끊임없이 움직이고 활동을 한다. 따라서 바쁜 현대인들의 체내에는 운동에너지가 커져서 체내에서 발생하는 정전기의 양도 당연히 많아진다. 그리고 현

대인들의 불청객인 스트레스가 계속되면 인체의 내부에서 발생하는 정전기의 양도 늘어나는 것으로 보고되고 있다. 만약 어떤 의사로부터 자율신경계의 기능이상이란 소견을 들었다면 바로 이런 문제로부터 비롯되는 것임을 생각해도 좋다. 연예인들뿐만 아니라 활동범위가 아주 늘어난 현대인들이 겪는 공황장애 같은 것도 이런 점에 중점을 두고 생각할 필요가 있다.

몸속에 정전기가 쌓인다고 하는데 대체 어디에 쌓이는가? 아마 정전기가 지방 속에 축적이 되지 않을까 생각한다. 이런 주장을 하는 학자들도 더러 있다. 필자 역시 이런 학자들의 견해에 동의하는데 간혹 테크닉을 하면서 비만인 분들의 복부에서 특히 많은 정전기를 경험하게 된다. 대사증후군인 현대인들이 매우 많지 않은가? 특히 이런 분들을 CST하면 그 느낌을 정확히 느끼게 된다.

몸속에 정전기가 많이 발생하면 그 정전기를 반드시 밖으로 끌어내야 건강을 유지한다는 결론에 이르게 된다. 라면을 먹었더니 몸이 부었다는 사람들을 많이 만나는데 이들의 몸속에 어쩌면 정전기가 많이 축적돼서 그렇게 보일지도 모른다. 얼굴에서 정전기를 제거하면 얼굴이 몰라보게 작아졌다는 일본 학자의 연구결과를 보았다. 필자 역시 그런 경험을 해보았다. CST를 통해서 얼굴을 만졌을 당시 깜짝 놀라도록 얼굴이 작아진 기억이 있다. 이렇게 접근을 하다보면 우리가 살아가면서 겪게 되는 다양한 질병의 중심 이를테면 동맥경화나 협심증이나 심근경색이나 고혈압이나 당뇨병 등 이런 모든 질병에 있어서 우리가 CST를 하게 되면 놀라운 효과를 보게 되리라는 확신이 선다.

인체에서 무엇보다 정전기의 피해가 가장 큰 부위는 뇌라고 한다. 뇌 속에 정전기가 발생해서 신경세포가 피해를 입는 것이다. 이렇게 되면 몸속에서 질병이 시작하는 계기를 만드는 것이다. 그리고 더욱 불행하게는 암의 시작도 여기에서 비롯되는 거라고 한다. 이런 정전기를 줄이거나 없애기 위해 어떻게 해야 하나? 물론 그 해결책은 CST를 통해서 이를 밖으로 분출시켜버리는 것이다. 하지만 CST를 할 수 없을 때는 가능한 정전기 발생이 적은 생활방식을 터득해야 할 것이다. 입으로 숨을 쉬지 말고 코로 쉬고, 뭉쳐 있는 근육을 풀어주고, 채식을 주로 하고, 무엇보다 땅을 밟아야 한다. 땅의 기운을 받아들이는 것이 매우 중요하다고 한다.

그리고 누군가와 자주 접촉하는 것, 손을 자주 만지고, 반갑다고 악수도 자주 하는 것, 어떤 이벤트에 참여하면 적극적으로 박수도 치는 것, 이런 행위들이 정전기를 줄이는 현명한 생활방식이다. 하지만 어디 말처럼 이런 행동이 쉬운가? 그래도 정전기를 피해갈 수가 없는 것이 현대인들의 생활이 아닌가. 그래서 이럴 때는 바로 CST를 하는 것이다. 정전기를 확실히 몸속에서 몰아내는 방법이 바로 CST를 하는 것이다. 부부끼리, 가족끼리, 연인끼리, 부모가 아이에게 CST를 하면 정전기의 배출로 건강을 회복하는 것은 물론 관계마저 개선되는 것을 경험하고 있으니 정말 누구나 CST를 가까이 하라고 권하고 있는 것이다. 아이가 공부에 열등하다면 한번 CST를 시도하라. 아이의 몸속에 생각보다 많은 정전기가 쌓여 아이를 괴롭히거나 아이를 바보로 만들거나 아이를 공부 못하게 만드는 주범일 수도 있기 때문이다. CST는 함께 접촉하는 것만으로도 엄청난 효과를 가져다준다.

우리아이 건강두뇌 만들기
PROJECT

제5장

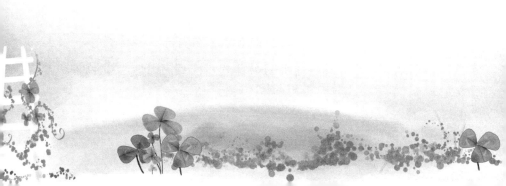

태아의 운명과 출산 − 어쩌면 태어날 때?

　우리가 모르는 상당한 정보는 출산에 있다. 특히 출산 시에 태아가 접하는 몇 가지 행동들은 심각한 문제를 야기하는 것으로 보고되고 있다. 한 인간이 아이였을 때 긴밀한 감정의 고리가 어머니이다. 어머니의 감정이 태아에게 거의 직접적으로 전달되고 영향을 미치는 것을 볼 때 출산까지의 과정이 얼마나 중요하리라는 것은 상상하기 어려울 것이다. 따라서 산모의 정신적 스트레스는 태아에게 심각한 후유증을 남기게 된다.

　우리는 간혹 주변에서 미숙아의 출산을 접하게 되는데 주범은 부신피질자극호르몬에 영향을 끼치는 스트레스이다. 스트레스는 특히 태아에게 있어서 경계할 대상이다. 스트레스를 통해 부신피질자극호르몬 분비에 문제가 생기면 미숙아의 출산을 유발할 수가 있기 때문이다. 태아를 뱃속에 두고 있는 임산부가 말과 행동을 바로 해야 하는 까닭이 여기에 있다.

태아는 그저 어머니 뱃속에서 평화롭게 보내며 가족들과 만날 날만을 기대하고 있다. 그런데 어머니의 자궁을 빠져나오면서 문제가 발생한다. 어머니의 자궁벽이 수축하기 시작하면서 태아는 긴장하게 된다. 낯선 세계에 대한 두려움과 평온한 세상에서 거친 세상으로 나아가면서 겪게 되는 물리적인 충격 같은 것이다. 태아의 긴장이 시작되는 것은 어머니의 자궁벽이 수축할 때부터이다.

자궁벽이 수축하면 자궁내의 공간이나 양수의 부피가 줄어드는 것은 당연한 이치다. 양수는 압력이 낮아지는 산도^(産道) 쪽으로 몰린다. 자궁벽이 수축한다고 하였는데 이 때 양수막은 압력의 상승에 힘입어 산도 쪽으로 밀려가게 된다. 자궁벽의 수축과 더불어 양수의 양이 늘어나 산도를 넓혀주는 기능을 한다. 태아는 이제 서서히 자신의 머리가 산도로 들어가는 것을 느끼게 된다. 태아의 희망은 양수막이 터지지 않는 것! 막이 터지지 않아야 산도의 높아진 압력을 막이 흡수하게 되기 때문이다.

막은 조금 후 자연적으로 혹은 산파의 도움으로 터지게 되는데 태아의 시련은 지금부터 시작된다. 태아는 머리가 꽉 끼는 산도를 뚫고 나가야 하기 때문이다. 어머니가 둔부에 힘을 가하지 않으면 태아의 세상으로 탈출여행은 좀 더 쉬워질 것이다. 그러나 어머니가 병원에서 마취를 당했다면 태아 역시 같은 상태가 된다. 태아는 이렇듯 태어날 때부터 혼란에 빠지게 된다. 이러한 혼란은 성장한 후에도 계속되는데 CST와 그 악세사리 테크닉을 통해 교정(矯正)할 수 있다.

태아는 섬세한 감정을 지닌 하나의 인격체다. 정신과 육체를

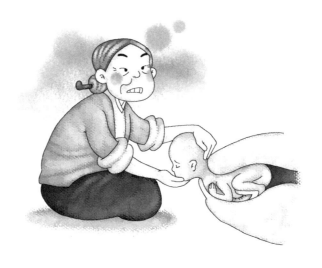

가지고 있으며, 자신이 아직 약한 존재란 사실도 알고 있다. 그런데 태아가 태어날 때 산파에 의해 혹은 다른 이유 때문에 두개골이 겹쳐지는 수가 있다. 태아의 두개골은 일시적으로 겹쳐

진다 하더라도 매우 부드러워 다시 풀리게 되는데 간혹 풀리지 않을 수도 있다. 이 아이한테 뇌로부터 발생하게 되는 장애가 나타나는 것은 당연한 일이다.

　지금까지 우리는 출산의 위험한 상황을 간과해 왔던 것이 사실이다. 특히 산부인과에서 부주의하게 일어나는 출산은 충분히 문제의 여지를 불러올 수 있다는 생각이다. 출산을 통해서 발생한 문제라면 CST를 통해 해결하는 것이 필자의 경험으로 매우 적절하리라고 본다. 이제 우리도 이런 학문을 받아들일 때가 되었으며, 그런 가능성의 시대를 살아가고 있다. 우리는 어쩌면 자신의 선택이 부족해서 풍요롭고 행복한 인생을 포기하며 살아왔던 것은 아닐지도 모른다. CST를 인생의 동반자로 선택해서 반려자처럼 동행하라는 것이 필자의 주장이다. 행복의 옹달샘은 누가 파주지 않고 목이 마른 자가 파야할 숙명 같은 것이다!

임신 중에 마시는 술이?

　임신을 진행하는 동안에 인간의 뇌는 끊임없이 발달하고 있다. 자궁 안에서 발달하고 있는 뇌를 생각해 본다. 임신 4주에는 배아의 길이가 약 4 밀리미터가 된다고 한다. 이 기간에는 신경관이 발달해 있고, 이 신경관은 아이의 뇌가 되고 척수가 된다. 신경관의 머리 부위에는 세 개의 수포가 발달하게 되는데 이 수포가 신경관을 따라 세로로 나열되어 있는 모습을 하고 있다.

　수포는 액체로 가득찬 작은 주머니이다. 세 개의 수포는 우리가 흔히 듣게 되는 인간 뇌 가운데서 전뇌, 중뇌, 마름뇌 등으로 발달하게 된다. 임신 6주가 되면 이 신경관이 약 6 밀리미

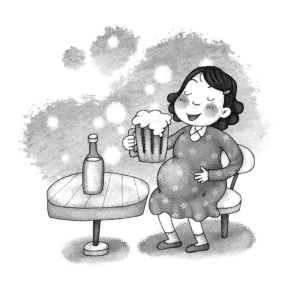

터로 성장한다. 2주만에 2 밀리미터가 더 성장한 셈이다. 여기에서 전뇌는 다시 두 개의 수포로 분류되고, 이 수포들이 인간 뇌의 가장 앞 부분에 있는 전뇌와 그 뒤에 있는 간뇌로 발달하게 된다.

위에서 언급한 마름뇌는 전뇌가 갈라지는 시기와 비슷한 시기에 두 개의 수포로 나누어지는데 두 개의 수포는 중뇌 바로 뒤에 있는 후뇌와 그 바로 뒤에 있는 숨뇌가 되는 것이다. 신경관이 숨뇌에서 꼬리쪽까지 뻗어 있으면서 척수가 된다.

간뇌의 뒤에 신경의 몸체라는 것이 있는데 이는 우리 삶에 매우 중요한 기능을 하고 있다. 호흡을 하고 소화를 한다. 심장 박동을 한다. 이른바 생리적 반사를 담당하는 척후병 같은 것이다. 이 신경의 몸체는 인간이 식물인간 상태에 빠졌을 때에 생명을 유지하는 모든 기능을 담당하고 있다.

자궁 안에서는 인간의 배아를 포함해서 이 신경의 몸체가 먼저 발달한다고 한다. 이 신경의 몸체가 완전해야 한다. 인간의 뇌의 안쪽 깊숙한 데는 아주 섬세하면서 중요한 기능을 담당하는 것들이 상주한다. 모든 본능, 반사, 감각, 반응 따위를 여기에서 제어하고 있다. 이러한 기능들은 항상 존재하며 이러한 항상성을 위해 에너지가 필요하다. 인간이 어떤 강박관념에 시달리고 사고를 당한 후유증에 시달리며, 이른바 정신병적 상태를 보이는 경우에는 바로 위에 언급한 뇌나 신경의 몸체에 문제가 있다고 본다.

이러한 부위의 특징은 종류에 따라 확연한 차이를 보이고 있다. 예를 들어 파충류의 뇌는 강박 의식적이다. 파충류는 특히 자기 영토에 대한 집착이 강하다. 생존본능이 특별히 발달되어 있다. 포유류는 이타심이 발달한다. 가족의 개념이 강하며, 모성애나 감정, 놀이 등이 발달한다. 위에서 언급한 신경의 몸체가 어떻게 발달하느냐에 따라서 파충류가 되고 어류가 되고 포유류가 되는 것이다. 신피질은 인간의 지성을 담당하는 영역이다.

우리가 술을 마시면 어떤 변화가 오는가? 알코올은 인간에게 신피질의 기능을 가장 먼저 억제하고 있다. 이성적인 사고가 사라지는 것이다. 포유류의 뇌가 기능을 다하는데 감정적이며 사교적이 된다. 마음이 넓어지고 아량이 많아진다. 이성을 담당하는 신피질의 기능을 억제하기 때문이다. 계속해서 술을 마시게 되면 우리의 뇌는 파충류의 뇌처럼 변한다.

의식적 기능을 담당하는 신피질이 제 기능을 상실한다. 알코올은 강박의식을 강력하게 하며, 그런 강박의식을 방해하는 어떤 요소도 용납하지 않으려고 한다. 그래서 계속 술을 마신다면 신피질의 기능이 다해 기절하게 된다. 우리의 삶에서 뇌는 매우 중요한 영역이다. 임신 중에 어떻게 행동해야 하는가? 이 물음에 대한 대답을 여기 언급한 글을 통해 이미 보여주었다고 생각한다.

반사(반응)를 통한 신생아들의 문제 관찰

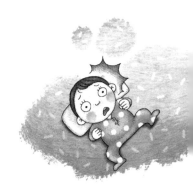

반사는 빛이나 열, 소리, 어떤 힘을 아이에게 제공했을 때 아이가 여기에 반응하는 정도를 나타낸다. 신생아들에게 하는 반사 테스트는 다양한 방법이 있으며, 이러한 방법으로 신생아한테 발생하는 문제를 발견하게 된다. 가장 일반적으로 많이 행하는 검사는 모로 반사이다. 이는 놀람 반사라고 한다. 전 세계 어디서나 신생아한테 시행하는 것이 바로 이 모로 반사이다.

먼저 검사를 하기 위해 아이를 눕혀 놓고, 검사자는 손을 아이의 가슴과 어깨 밑에 둔다. 그런 다음에 아이의 머리와 상체를 약 30도 정도로 아주 비스듬히 들어올린다. 그런 다음에 갑작스럽게 들어 올린 아이의 상체를 떨어뜨리는 것이다. 또한 누운 자세에서 들어 올려 갑자기 아주 약하게 떨어뜨려 본다. 이 검사에서 정상적이라면 신생아의 팔꿈치와 손가락이 펴지며, 팔이 몸의 중심선에서 벌어지게 된다.

그런 다음에는 팔이 몸의 중심선 쪽으로 이동하며, 팔꿈치를 굽히고 주먹을 쥐게 된다. 그리고 다리에도 반응을 보인다. 무릎을 굽히며 허벅지가 엉덩이에서 머리를 향해 올라가게 된다. 어떤 때는 울기도 하는데 이런 증상을 보여야 건강에 문제가 없다. 아이가 정상적이라면 이런 테스트를 4개월 정도까지 지속한다. 그러니까 4개월 정도가 되면 위의 모로 반사는 사라지게 되는 것이다. 모로 반사가 4개월 후나 6개월 후까지 있게 되면 신경계 장애를 확신할 수 있다. 심각한 문제가 되는 것을 의미한다.

모로 반사에 문제가 발생한다는 것은 신생아의 소뇌나 상부 경추 쪽의 척수에 문제를 의미한다. 또한 몸 전체에 걸쳐서 근육의 문제 다시 말한다면 근육병증이 있다는 말이다. 신생아의 반응에서 양쪽의 반응이 비대칭적이라면 어떤 문제가 있는가? 이는 뇌의 한쪽에 손상이 있을 수도 있음을 의미한다. 이론적으로 이런 문제가 있다면 아이는 반불완전마비 상태가 된다. 양쪽 다리에 문제가 없다면 이는 불완전 마비이며, 척수의 아랫부분에 문제가 있거나 선천적으로 골반이 탈골되었음을 의미한다.

한쪽 팔이 정상적인 반응을 보이지 않았다면 이는 쇄골의 골절 문제를 야기할 수 있으며, 팔의 위쪽 즉 상완골이나 팔에 신경을 분배하는 역할을 하는 상완신경총의 문제를 제기할 수 있다. 만약 경추의 아래쪽이나 흉추의 위쪽에 문제가 있다면 팔의 반응을 보일 때 비대칭적인 것을 볼 수 있다. 팔 반응의 비대칭을 보게 된다면 두개천골계의 문제를 의심해 볼 수가 있다.

아이의 신체를 가지고 반사 테스트를 우리는 다양하게 해 볼 수 있다. 또 하나 예를 들자면, 신생아의 손의 반사를 테스트 하는 경우가 있다. 신생아의 손은 아이들의 신경계의 발달을 가늠해 볼 수 있는 좋은 방법인데 손바닥이 어떻게 반응하는가? 손가락이 어떻게 반응하는가? 테스트 하는 것이다. 이런 테스트를 거치면 중추신경계가 완전한지 불완전한지를 알게 된다. 신생아의 손바닥을 손가락으로 눌러 검사한다. 신생아는 손바닥에 있는 물체를 잡기 위해 굽히게 된다.

이럴 때 신생아의 양쪽 손의 힘을 비교해 보아야 한다. 또한 대칭성을 비교해 보아야 한다. 양쪽의 반응이 미흡하다면 중추신경계의 문제며 힘이나 반응의 불균형 즉 비대칭은 국소적 마비를 의미한다. 손바닥 반사를 4개월 후까지 지속한다면 피질 기능의 장애를 암시해 주는 것이다.

두통의 진실

현대인들의 두통문제는 최근 들어서 심각할 정도라고 한다. 거의 모든 사람들이 한 번 정도는 두통의 경험을 지니고 있다. 이런 두통이 반복적으로 일어나면 만성두통이 되며, 삶의 질이 심각할 정도로 떨어지게 된다. 또한 머리의 한쪽이 갑작스럽게 심하게 아파오는 편두통 역시 현대인들이 두루 겪는 두통의 문제다. 두통의 원인은 대체 뭘까? 물론 현대인들에게 가장 많이 노출되어 있는 것은 스트레스다. 스트레스로 인한 정맥혈의 배출에 문제가 생기면 두통으로 나타나는 것이다.

태아시기에 산모의 건강상태로부터 비롯된 두통도 있고, 제왕절개 과정에서 중력에 의한 충격으로 오는 두통도 있다. 그

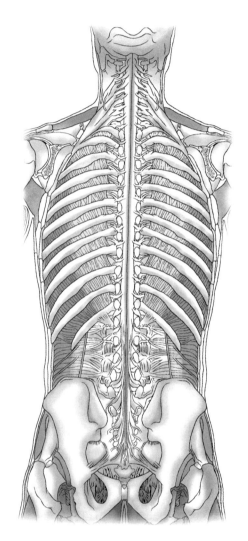

척수신경총

러나 현대인들이 지금 겪고 있는 두통은 지속적인 것으로 대부분 정맥혈이 배출되지 않아 일어나는 경우가 많다. 두개골내의 문제 혹은 외부적 문제로부터 오는 두통은 접어 두고라도 안면골이나 머리를 주의 깊게 관찰해 보면 시상봉합이나 관상봉합의 유착상태를 확인할 수가 있는데 이런 유착이 정맥혈 공급 장애를 유발하는 것이다.

정맥혈의 공급에 장애가 발생하면 뇌척수액의 흡수에 직접적인 영향을 미치게 되는데 이런 상황이 부교감신경에 흥분을 유발한다. 이런 것들이 경동맥이나 추골동맥 등의 수축을 일으켜 결과적으로 두통에 관여하고 있는 것이다. 인간의 머리는 우리가 모두 알다시피 봉합으로 이루어져 있는데 스트레스를 받으면 이런 봉합의 움직임을 저해하여 결국 통증으로 연결되는 것이다.

두통, 특히 현대인들의 두통은 어지럼증과 메스꺼움을 동반한다. 그리고 소화불량, 기억력 감퇴 등으로 발전하는데 이런 증상들이 오래 지속되면 자율신경공황증으로 이어질 수 있다. 이런 증상들은 결국 자율신경계 즉 교감신경과 부교감신경의 자극과 흥분으로 인해 균형을 잃어버리기 때문이다. 갑상선 수술로 인한 두통에 시달리는 환자들도 많다. 수술 시에 전신마취를 했기 때문에 생긴 통증도 있다.

뇌척수액의 정상적인 순환활동에 저해를 받게 되면 심한 두통을 일으킨다. 또한 미골^(꼬리뼈)의 손상에 의한 두통으로 발전된다. 두통이 이렇게 심각하게 찾아오면 어떻게 치료할 수 있을까? 대개 고도의 현대의학으로 두통의 문제는 말끔히 제거하기 어렵다. 그래서 CST에 대한 얘기를 하고 있는 것이다. 적어도 두통은 CST로 쉽게 치료할 수 있는 질병이다. 뇌척수액의 원활한 순환이 이루어지지 못해 생긴 두통은 뇌척수액을 활발하게 생성하고 순환할 수 있도록 해줘야 한다.

두개골에 있는 관절 사이 혹은 봉합 사이를 릴리즈시켜 주어야 한다. 이완시켜 줌으로써 근막층에 산소를 공급해준다. 그리고 경막의 이완을 통해 부교감신경을 안정시키면 통증은 줄어들게 된다. 뇌하수체에 에너지 전송기법을 사용하고, 시상봉합을 CST로 열어줘서 시상정맥동에 정맥혈이 원활히 배출되도록 하고 산소를 충분히 공급해준다. 쇄골하동맥을 이완시키고, 미골 등을 릴리즈시켜서 뇌로 가는 혈액의 양을 증가시켜주며, 산소의 공급을 원활하게 해준다. 우리가 쪼그려 앉아 오랜 시간 있을 때 피가 통하지 않아 그 통증이 저리는 현상으로 나타나는 것을 생각하면 어떻게 해야 통증을 해결할 수 있을지 분명하다. 우리 뇌에 충분한 뇌척수액이 공급되지 못하면 노폐물의 제거나 영양소 공급에 차질을 빚게 되는데 이런 것들이 문제를 일으키는 것이다.

우리 아이 공부의 적- 과잉행동 장애

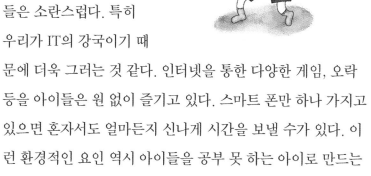

현재 대한민국의 아이들은 소란스럽다. 특히 우리가 IT의 강국이기 때문에 더욱 그러는 것 같다. 인터넷을 통한 다양한 게임, 오락 등을 아이들은 원 없이 즐기고 있다. 스마트 폰만 하나 가지고 있으면 혼자서도 얼마든지 신나게 시간을 보낼 수가 있다. 이런 환경적인 요인 역시 아이들을 공부 못 하는 아이로 만드는 주범이다. 그래서 공부 잘 하는 아이로 만들려면 이런 관리를 잘 해야 한다.

학령기의 아이들에게 많이 발생하는 장애가 바로 과잉행동

장애(ADHD)다. 물론 인터넷이나 스마트폰이 아니라도 과잉행동 장애를 지닌 아이들이 많이 있다. 과잉행동 장애는 일종의 뇌의 문제다. 다만 방치하거나 이런 오락, 게임에 오랜 시간 노출될 때 문제가 더 심각하다는 것을 깨달아야 한다.(게임 시 스트레스 지수 80% 상승) 부모님들은 자기 아이가 그저 좀 부잡하고 남자답다고 생각할지 모른다. 그런데 부잡하면서 공부를 잘한다면 그냥 지나칠 수도 있다. 하지만 부잡한 아이가 공부를 잘 할 리가 없는 법이다. 부잡해서 공부를 못한다 생각하면 과잉행동 장애에 의한 것이라고 보아야 옳다. 그래서 그 장애를 해결해 주어야 아이는 공부를 잘 할 수 있게 된다.

ADHD(Attention-Deficit/Hyperactivity Disorder)는 가장 흔히 관찰되는 질환들 중의 하나로서, 5~12%의 아동들이 이 질환을 앓고 있다. 여아보다 남아에서 훨씬 더 발병률이 높다. 5배 정도가 높다고 하며, 유치원이나 초등학교에 다니면서 문제의 행동들이 외부로 노출되고 있다고 한다. 발병의 원인은 정확히 밝혀지지는 않았지만 생물학적 문제나 기질적인 문제 그리고 사회 심리학적인 요인으로 보고 있다. 따라서 유전에 의한 것, 출산이나 출산 이후 뇌의 손상에 의한 것, 납의 중독 등에 의한 것 등으로 분류가 가능하다.

♣ 주의력 결핍은 주의집중 부족, 부주의로 실수 반복, 과제나

놀이의 어려움, 남의 말에 귀 기울여 듣지 못함, 어려운 숙제 부여 시 거부, 한 장소나 공간에서 부여받은 임무를 완수하지 못함, 과제의 중요한 요소인 장난감, 연필, 숙제 등을 자주 잃어버림, 외부의 작은 자극에도 쉽게 주의 분산, 바로 이런 점들이 주의력 결핍에서 오는 반응들이다. 이런 경우 아이는 결코 공부를 잘 하기 어렵다.

♣ 과잉행동은 일종의 충동적 행동을 동반한다. 아이는 가만히 앉아 있지 못하고 계속해서 돌아다니면서 손발을 움직인다. 수업 시간에 조차 가만히 있지 못하고 일어나 아이들 사이를 돌아다니는 경우도 있다. 귀엽다고 보기에 조금 지나칠 만큼 산만하고 이리 저리 뛰어다니면 일단 과잉행동 장애를 의심해 보아야 한다. 움직임이 작은 놀이에 참여하기 쉽지 않고, 너무 많이 조잘대며, 남의 말을 끝까지 듣지 못하고, 대화를 하거나 게임을 하는데 불쑥 끼어들거나 해서 다른 사람을 방해하고 간섭하는 것, 우리 아이가 이렇다면 이 아이는 반드시 과잉행동 장애를 앓고 있는 아이다.

어떻게 치료할까? 정말 어려운 얘기다. 과잉행동장애는 쉽게 치료되지 않는 것으로 알려져 있다. 그래서 대부분의 ADHD 환자들이 성인기로 이어진다고 한다. 성인기로 진입하면 누가 관심을 갖고 쉽게 치료하려고 하지 않는다. 그래서 직장에서 업무를 제대로 보지 못하기도 하고 시간을 제대로 활용하지 못한다. 가족이나 친지, 동료들과의 사이도 좋지 않게 되며, 심각하게는 충동적인 행동으로 자동차 사고를 겪기도 하며, 술과 도박을 절제하지 못하는 경향이 많다고 한다.

ADHD는 대뇌의 여러 부위에서 신경전달물질의 기능적인 이상에서 비롯된 것으로 알려져 있다. 그래서 대개 약물치료를 통해 문제를 해결하려고 한다. 아이들의 경우 감정을 조절하지 못하고 아이들과 잘 어울리지 못해서 우울감에 빠지기도 한다. 이런 일들이 지속되면 왕따를 당하기도 하고 소외감이 커서 공부는 둘째 치고 자살을 시도하기까지 한다. 그래서 반드시 치료되어야 하는 질병이다.

아이들의 감정을 조절하는 프로그램, 아이들의 사회성을 높이는 치료 프로그램 등을 적용하여 이런 문제들을 해결해야 하며, 아이가 머물거나 생활하는 공간의 분위기를 조절하여 방안의 벽지 색깔이나 책상의 색상 등도 고려해야 한다. 필자의 경험에 의하면 과잉행동장애는 다양한 요인이 있겠지만, 뇌의 문제에 따른 ADHD, 바로 이런 경우가 가장 문제가 심각하다는 점이다.

필자는 과잉행동장애를 앓는 여러 아이들을 만난 경험이 있다. 그리고 CST를 통해서 어렵지 않게 이 문제를 해결한 임상을 갖고 있다. 전혀 약물을 사용하지 않고 CST에서 지시하는 테크닉에 따라 뇌를 활성화 시키는 방법을 알고 있다. 우리의 뇌는 똑똑해서 스스로 치유하는 능력을 가지고 있으며, 우리는 그런 능력을 밖으로 꺼내어 주기만 하면 된다. 우리의 CST는 제 4뇌실을 압박하여 뇌척수액을 생성, 순환시킴으로써 뇌세 포에 뇌척수액을 충분히 공급하고 뇌의 화학물질 생성에 도움 을 주게 된다. CST를 통해서 관절과 관절 사이를 이완시켜주 며 근막층에 산소를 공급하여 준다. 그리고 교감신경과 부교감 신경의 균형을 맞추어 준다. 특히 경막관의 이완을 통해서 부 교감신경을 안정시켜주며, 뇌하수체에 에너지를 전송하여 정 맥혈의 배출이나 산소를 공급하여 뇌가 활성화, 최적화 되도록 한다. 과잉행동장애는 그리 힘든 장애가 결코 아니다. 필자는 오랜 임상을 통해 이 장애의 치료에는 CST가 가장 적절하고 안전하며 완벽하다고 생각한다.

우리아이 건강두뇌 만들기
PROJECT

제 6 장

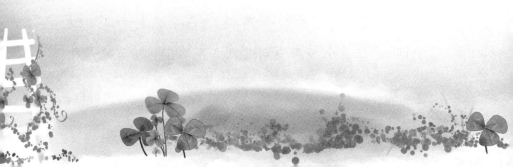

기와 21세기 미래과학

　21세기는 지구촌 시대가 되었다. 마르코니가 무선통신을 시작한 지 100년이 지난 오늘, 통신은 엄청난 발전을 거듭했다. 그래서 지구라는 거대한 덩어리가 이제 하나의 지붕을 두른 울타리처럼 여겨지게 되었다. 무선통신이 중요한 까닭은 이것이 다양한 분야에서 활용될 수 있기 때문이다. 의학뿐만 아니라, 천문학, 기계공학 등등 응용영역이 매우 넓으며, 이를 특별히 전자공학이라 명명했다.

　주파수는 무선통신기술의 척도라 할 수 있다. 주파수대는 짧을수록 통신의 발전을 상징한다. 그래서 장파, 중파, 단파, 초단파, 극초단파, 광파 등의 단계로 진행한다. 당연히 주파수가 높을수록 기술개발은 어렵다고 할 수 있다.

무선통신기술의 본질은 무엇인가? 이것은 전자계와 자기계의 파장을 파동성을 이용한 것이라고 볼 수 있다. 그러므로 엑스레이에서는 렌즈계를 사용하여 영상 초점을 맞출 수가 없는 것이다. 광파영역까지 파동성을 이용하여 통신기술을 응용할 수 있으며, 광파보다 높아지면 새로운 개념의 통신기술 개발이 필요하다.

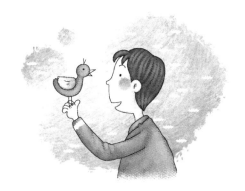

우리가 지금 현실에서 레이저를 사용하고 있는데 이는 통신기술의 거의 종착점에 이르러 있다. 2000년대에는 새로운 개념의 통신방식을 연구개발 해야 하는 시점이라 할 수 있다. 지구의 인구가 50년을 간격으로 2배 정도 늘어날 전망이기 때문에 지금의 통신시설로 전파를 사용한다면 전파가 너무 느려서 사용하기에 곤란하다. 전파로 화성과 통신하는데 5~20여 분 가량이 소요되며, 지구로 전파가 돌아오는데 또한 그 시간이 걸리기 때문에 왕복 10~40분이 소요된다. 그렇다면 엄청나게 불편한 생활이 될 것이다.

이런 점에서 볼 때, 앞으로는 전파의 전파속도보다 빠른 기(氣)를 이용한 전파가 활용될 수 있을 것으로 예상된다. 기를 이용한 통신수단의 연구개발이 이루어져야 하는 까닭 역시 여기에 있다 할 것이다.

氣의 통신

미래의 통신은 어떻게 변할 것인가? 먼저 통신의 원리를 살펴보자. 무선통신이란 같이 진동하고 있는 두 시스템 사이에서 에너지(기)가 흐르는 것이다. 송신시스템의 공진 주파수에 따라서 기를 교란시켜야 무선통신이 가능하다. 교란된 기의 주파수와 함께 진동하는 수신시스템은 그 기의 변화량이 극히 적더라도 이를 흡수하여 증폭시키는 것이다.

기(氣)란 글자는 기가 흐르는 모양을 보고 글자가 만들어졌다. 쌀을 넣고 밥을 지을 때 수증기가 위로 올라가는 모양을 상징한다 할 수 있다. 수증기는 다시 구름이 되고 구름은 비가 되어 벼를 자라게 한다. 일종의 순환과정, 다시 말해 기는 에너지가 형태를 변화시키면서 순환하는 과정인 것이다. 그러므로 기의 종류는 매우 다양하다. 전기는 번개에너지, 자기는 자석에너지, 공기는 바람에너지 등으로 분류할 수 있는 것처럼 말이다.

함께 진동하는 주파수가 같은 소리굽쇠가 서로 떨어져 있다고 했을 때, 한쪽 굽쇠를 망치로 쳐서 소리가 나게 하면 다른 소리굽쇠에서 윙 소리를 낸다. 다른 쪽 소리굽쇠를 쳤을 때도 다른 쪽 소리굽쇠에서 소리가 난다. 그러니까 이 두 개의 소리굽쇠는 바람의 기를 주고받는 것이다. 이처럼 왕래하는 기는 반송파가 된다. 보낼 정보에 따라 강약을 주면 정보가 상대 쪽에 전달되는 것이다.

무선통신을 이용하여 어떤 종류의 기를 이용하려 하면 송신용과 수신용의 공진기 두 개가 반드시 필요하다. 두 개의 공진기가 서로 공명(共鳴)하도록 동조 수단 역시 필요하다. 참고로 중력파는 수중(水中)이나 지중(地中), 우주의 아주 먼 데까지 교신하기 위한 통신수단으로 유망한 것이다.

텔레파시 통신

텔레파시 통신을 하기 위해서는 체내의 기(氣)의 공진주파수가 같은 두 사람이 있어야 하며, 특히 일란성 쌍둥이는 이를 잘 만족한다. 이들은 마음만 먹으면 용이하게 기가 공명되어 서로 통하기 때문에 마음먹은 내용에 따라 기에 강약을 주면 상호 의사소통이 가능하다.

기의 공진주파수가 서로 다른 두 사람이라면 기의 공진주파수를 서로 맞추기 위해 상당한 노력이 필요하다. 서로 오랜 세월

동안 생활 등의 습관을 비슷하게 해야 가능하다. 지금까지 행해졌던 텔레파시 실험방법은 수신내용을 수신자에게 물어서 했다는 것이다. 텔레파시 통신에서 어떤 과학적인 방법을 연구해야 할 것인가? 수신자와 송신자의 일란성쌍둥이 관계, 텔레파시 통신이 통신거리에 따라 영향을 받는지의 여부, 그리고 일란성 쌍둥이가 아닌 사람 사이에 텔레파시 통신을 위하여서 송수신자 간 기의 공진주파수를 맞추는 방법 등을 연구해야 한다.

우주(조물주)와의 통신

좋은 꿈을 꾸는 환자의 뇌파를 데이터레코더에 저장했다가 다시 데이터레코드를 틀어 기록된 뇌파를 환자의 머릿속에 투사하면 그는 좋은 꿈을 다시 꾸게 된다. 태양에서는 여러 가지 전자파가 우리들 머리 위에 떨어지고 있는데 기는 우리의 머리 위에 떨어져 사고를 제어하여 선악의 구별이나 인간의 도리를 깨닫게 된다. 선현들의 생각에 의하면, 하늘에서 메시지가 오는데 이를 천문학(天文學)이라 하였음은 이를 입증하는 것이다.

그러므로 누군가 만일 조물주와 통신을 하려면, 조물주의 기의 주파수에 자신의 기의 주파수를 맞추어야 함은 물론 인간적인 욕망, 애증 등 자신을 우주의 일부로 받아들여야 한다. 예수나 마호메트, 공자 등은 자신을 우주 즉 조물주의 공진주파수와 같게 하여 조물주와 통신하는 데 성공했다고 볼 수 있다. 이들이 주장한 내용은 곧 하늘의 메시지와 결코 다르지 않기 때문이다.

기 통신 원리의 적용

우리는 눈으로 보기에 매우 놀랄만한 일들을 목격했다. 유리 겔라의 초능력, 숟가락을 구부리는 행위, 이런 원리는 자신의 마음을 비우고 기를 모아 숟가락을 강렬하게 쳐다봄으로서 눈에서 나오는 기의 주파수를 숟가락을 구성하는 금속내 원자의 열진동주파수와 함께 움직여 서로 공진시켜 기가 통하게 한 다음, 기를 변조하면 숟가락은 변조된 기를 흡수 증폭하여 숟가락 내부의 원자배열 상태를 바꾸어 결국 숟가락이 구부러진다. 이때 구부러진 부위를 자세히 살펴보면, 힘에 의해 물리적으로 구부린 경우와 열에 의해서 구부러진 경우에는 차이가 있음을 알 수 있다.

기공에 의한 치료

요즘 기공에 의한 치유의 사례들을 많이 듣고 접할 수 있다. 특히 중국이나 일본, 우리나라 등지에서 기공사들이 기를 발하여 병을 치료하는 사례가 많이 늘어나고 있다. 이런 경우의 원리란, 기공사가 발산하는 기의 주파수와 환자의 주파수가 함께 공조하면 기공사의 머리에 나타나는 뇌파의 모습과 환자의 뇌파의 모습이 같아지는 것을 보여주는 것이다.

이런 경우 기가 공진하는 상태에 이르면, 기공사의 기가 환자내부에 흡수증폭 된다. 이 순간 기공사가 치유를 강력히 염원하면 변화를 통해 이 변조된 기가 환자의 환부에 작용하여 병이 낫게 되는 원리를 갖는다고 볼 수 있다.

기(氣)란 구체적으로 어떤 모습(하드웨어 장치)을 보여주기 어려운 분야이다. 이제 더욱 구체적이고 약간은 생소한 통신방식에 대해 알아보자. 오늘날 HDTV, 멀티미디어 등은 고도의 영상 수준이다. 그러나 이것은 어디까지 1차원적인 전송기술이다. 이제 2차원 화상신호를 그대로 전송해서 전송기술의 차원을 높여야 한다. 3차원의 상을 렌즈계를 이용, 1점으로 모아 특수 멀티 모드 광케이블을 통해 목적지에 전송한 다음 이것을 다시 확대하여 2차원 영상으로 복원한다.

저주파의 자력선은 땅속도 잘 통한다. 그래서 땅 속에 있는 사람과 통신할 수 있으며, 시신경이 교류자장 속에 있지 않은 사람은 교류로 점등한 백열전구에서 변조를 느끼지 못하므로 이것을 비밀통신방식으로 사용할 수 있다.

새와의 대화

사람과 새의 스펙트럼은 일부가 겹치며 나머지는 어긋난다. 사람은 음역이 50~15000HZ, 새가 사용하는 영역은

500~40000HZ이다. 그러므로 인간은 새의 높은 음역을 듣지 못한다. 새와 대화하기 위해서는 새의 음의 파형을 정확히 수신, 이것을 패턴인식기법으로 새가 말하는 내용을 인식한다. 새가 말하는 단어의 수는 10개 이내이므로 우리는 쉽게 새의 언어를 외울 수 있다. 새가 말하는 내용을 통해 음성 합성기를 사용해 대답파형을 만들어 새의 용도에 맞는 스피커를 통해 대답하면 된다.

위의 통신기술을 실현하기 위해서는 창조력을 강화시켜야한다. 아이큐가 높다고 창조력이 높은 것이 아니다. 창조력과아이큐는 상관성이 없다. 상식이란 틀에 박히지 말아야 한다.자유로운 환경에서 자유롭게 생각하고 행동해도 잘 살 수 있는사회 환경을 만들어야 한다. 창조력의 활성화를 통해 무선통신의 발달이 이루어지면 21세기 미래의 과학은 더욱 발전할 것이다. 지금까지 얘기되지 않았던 새로운 기(氣)에 관한 내용 또한 이러한 환경을 통해서 대두되지 않을까. 그 중심에 두개천골요법, 에너지 전송 등이 존재한다.

다른 사람들의 경험-기적 같은 일이 일어났다!

　Y씨는 자궁경부암의 재발(再發)로 고통을 겪고 있는 60대의 여성을 만났다. 그 여성은 거의 자신의 삶을 포기하고 있었다. 질(膣)쪽의 염증도 심했고, 좋지 않은 물같은 것이 끊임없이 흘렀다. 그런 영향 때문인지 무릎이며 골반 등의 관절 통증도 수반되었다. Y씨는 그 여성한테 CST를 적용해 보고 싶었다.

　의사도 아닌 자신이 죽음을 각오하고 있는 심각한 암환자에게 이것을 시도하는 일이 처음에는 가당치도 않다는 소심증에서 헤어날 수가 없었다. 그러나 Y는 용기를 내었다. CST는 용기와 자부심이다. 누군가에게 도움을 주는 삶이라는 자긍심을 가지는 일이 무엇보다 중요한 법이다.

그 여성을 위해 작은 것이나마 해보자 하고 마음 먹었다. Y는 그 여성을 설득하기로 작정했다. 설득에 호응한다면 반은 이룬 셈이다. 그런데 이미 절망속에 빠져버린 여성을 설득하기에는 쉽지가 않았다. 그 여성은 자신이 이제 반드시 죽는데 시간의 문제라고 생각하고 있었다. 가족들의 노력에 힘입어 그 여성을 설득했고, 그 여성은 CST에 대한 자세한 설명을 듣더니 생각이 바뀌었던 모양이다. 이제 거부하지 않고 그 여성은 몸을 맡겼다.

　Y는 여성의 암이 깊어 있고, 또한 재발이기 때문에 특히 다른 환자들 보다 신중을 기했다. 신중이란 물론 어느 경우에도 같은 것이지만, 마음의 각오가 그만큼 비장했다는 말이다. 그는 단지 처음 2회동안은 가볍게 CV-4만을 시도했다. 뜻밖에 그 여성의 반응은 대단했다. 느낌이 무엇보다 좋다며 CST를 날마다 받고 싶다고 했다. CST라면 적어도 항암주사를 맞는 것처럼 고통스럽지 않을 것이라는 점이 마음의 위로를 주었던 모양이다.

　채 1주일이 지나지 않았는데 반응은 놀라웠다. 그 여성의 긍정적인 태도에 힘입은 탓인지 매 순간 반응이 나타났다. 2주일도 되지 않아서 관절의 통증이 사라졌으며, 질쪽의 염증도 한결 덜했다. 특히 좋지 않은 느낌의 물같은 것이 끊임없이 흘렀었는데 만져봐도 질척한 느낌이 없을 만큼 효과가 나타난 것이다.

골반횡격막 부위의 욱신거림도 사라지고, 여태껏 희망을 잃고 포기만 했던 마음에 변화가 일어나게 되었던 것이다. 견디기 어려웠던 통증도 매우 완화되고, 항상 우울해 있던 마음이 깨끗이 걷히었다. 그래서 무엇보다 가족들의 놀람과 감동이 말할 수가 없을 정도였다. 그런 일이 있고서 그 분의 CST에대한 신뢰는 더욱 확고해졌으며, 자신의 주위에 삶을 포기하고 사는 다른 분들한테 CST의 놀라운 효과에 대해 홍보하기에 여념이 없다. 하루하루 지겨운 날들이 이제 하루하루가 보람찬 날들이 되었다. 시한부 인생을 살리라던 예전의 선고는 이제 아무런 효력을 갖지 못했다. 한때,그 분의 생명에 대해 절망적인 시각을 가졌던 분들도 이제는 가능성을 믿게 되었다. 이제 그 여성은 결코 죽음을 생각하지 않는다. 지금도 암이 완치된 것은 아니지만 그렇게 되리라는 믿음을 가지고 즐겁게 살고 있다.

사람의 목숨은 의욕을 포기한 순간에 반으로 줄어들더라고 그분은 말한다. 반면에 희망을 가지는 순간 괜시리 몸에서 꿈틀거리는 힘이 생겨나더라는 말도 아끼지 않는다. 이처럼 열린 마인드도 CST의 덕분이 아닌가 하고 생각하고 있다.

우리는 그 여성에게서 또다른 놀람과 감동을 발견했으며 애시당초 믿었던 믿음에 대한 확실한 자신감을 가지게 되었다. 우리가 CST를 버리지 못하는 이유가 거기 있으며 우리가 이렇게 수많은 사람들 한테 CST의 놀라운 효과를 알리고자 하는 것도 그 이유에서다. 이밖에도 우리가 놀랄 만한 일들은 수없이 많이 있다.

하루가 다르게 수많은 임상들이 쏟아지고 있는 게 또한 오늘의 현실이다. 어떠한 놀라운 일들이 일어나리라는 것은 아무도 예측하기 어렵다. 누구도 섣불리 말하기 곤란하다. 그러나 그 가능성이 열려 있다는 사실에 동의하지 않는 사람은 아무도 없다. 이 책을 통해서 익힌 사람들에게도 그 놀라운 치유와 예방의 물결이 진동치기를 바란다. 필자가 책을 통해 바라는 궁극적 목적이다.

예방과 치유에관한 놀라운 효과, 뒤편 따라하기에서 다양한 체험들을 하게 될 것이다. 마음을 진정시키고 놀라운 세계에 흠뻑 빠져보시기 바란다. 그런 다음에 그 기쁨을 주위 사람들과 함께 나누시기 바란다. 보라, 이제 그 세계가 열리고 있다. 눈을 감아도 보인다는 심미안이 열릴 때에 그 감동은 생애 최고의 감동이 되리라 확신한다.

어느 치과의사 인터뷰(KBS FM 건강플러스)
-턱관절 장애의 놀라운 치유력-

Q. CST, 우리말로는 '두개천골요법' 이렇게 되어 있는데요. 일반인들에게는 아직까지 생소할 수 있단 말씀이죠. CST, 두개천골요법이 무엇인지 소개해주시지요.

A. 두개천골요법은 일반인들에게만 생소한 것이 아니구요. 실제로 의사들에게도 익숙하지 않은 대체의학요법 중의 하나입니다. 미국의 자넷 박사에게서 이론과 치료체계가 처음으로 확립되었는데요.

우리 인체의 골격은 두개골과 척추, 골반, 팔다리뼈를 기본으로 하는 구조로 구성되어 있구요. 두개골은 한 개의 뼈로 구성되어 있는 것처럼 보이지만 실제로는 22개의 뼈가 봉합이라는 유동관절로 서로 연결되어 있어서 인체의 호흡이나 심장박동 근육과 근막의 운동 등 여러 가지 복합적인 요인으로 Cranial motion이라는 규칙적이고 율동적인 움직임이 발생하며, 이 움직임은 뇌와 척수를 둘러싸고 있는 뇌경막이라고 하는 질긴 막이 있는데요. 이 막이 두개골 안쪽의 내벽과 경추 1번, 2번, 그리고 꼬리뼈에 단단히 부착되어 있어서 이 막을 통해서 두개골 움직임이 천골까지 전달이 되고, 이런 운동으로 인해서 뇌척수액이 두개골에서 척추를 통해 꼬리뼈까지 순환하게 됩니다. 이런 운동은 병증이 없는 상태에서는 매우 규칙적으로 안정되어 있는데요, 어떤 병이 있을 때 두개천골의 움직임이 횟수라던가 움직임의 강도, 대칭성 등이 변화를 하는데요. 이런 변화를 촉진을 통해 진단과 치료에 이용하는 치료라고 할 수 있습니다.

Q. 네, 알 것도 같고 모를 것도 같은데 말이죠. 우리 두개골이 상상이상으로 신체 여러 부분에 영향을 미친다는 말씀이죠. 천골이라는 것은 꼬리뼈를 의미하구요. 두개천골요법이 어떤 원리로 개발되었습니까?

A. 두개천골계의 움직임을 설명하는 데는 미국의 서덜랜드

라는 사람의 서덜랜드 이론과 자동압력 조절이론이 있는데요. 우리가 해부학을 배울 때 두개골은 석회화된 봉합으로 연결되어서 움직임이 없다고 생각했거든요. 근데 그 서덜랜드는 머리뼈가 한 개의 뼈로 되어있지 않고 여러 개의 뼈가 서로 연결되어서 이루어졌다는 것은 분명히 무슨 이유가 있을 것이라고 생각하고 실험을 통해서 두개골의 움직임이 실제로 발생하였고, 이런 움직임이 두개골과 척추 뼈의 굴곡과 신전운동, 즉 구부러지고 펴지는 운동을 통해서 꼬리뼈까지 움직인다는 이론이구요.

자동 압력조절 이론은 뇌척수액의 생산속도와 정맥으로 흡수 되어서 배출되는 속도의 차이로 인해서 뇌척수액의 양과 압력이 자동으로 조절되어서 두개골이 움직인다는 이론인데요.

즉 두개골 내에서 뇌척수액의 생산량이 흡수 되어서 배출되는 양보다 많게 되면 두개골의 압력이 증가해서 두개골이 부풀어 오르구요. 또 일정 압력에 도달하게 되면 생산이 자동으로 멈춰서 생산은 안 되고 배출만 일어나기 때문에 압력이 줄어들어 부풀어 오른 두개골이 다시 수축이 되고, 그래서 두개골의 수축과 팽창 운동이 반복적으로 그리고 자동적으로 일어난다는 이론인데요. 이런 두개골의 움직임의 원리를 바탕으로 해서 만들어졌습니다.

Q. 두개천골요법이라는 것이 턱관절 장애를 가장 확실하게 돕는 방법, 일단 이렇게 이해하겠습니다. 말씀 가운데 우리 몸에 세 가지 일정한 리듬이 있다, 이렇게 말씀하셨는데요. 심장박동, 호흡 이 두 가지 외에 두개골-천골 리듬이 있는 것이겠죠. 그러면 이 두개골-천골 리듬이 깨지게 되면 우리 몸에 어떤 변화들이 일어나게 될까요?

A. 우리 몸이 어떤 요인에 의해서 두개천골계의 정상적인 운동이 제한을 받게 되면, 뇌척수액에는 아주 미량이지만 굉장히 중요한 그런 호르몬들이 많이 들어있거든요. 호르몬의 분비라든가 뇌척수액의 생산과 순환에 영향을 주고, 뇌도 산소와 영양공급이 필요한데요. 그런 뇌 산소나 영양공급 또는 대사산물의 배출에도 영향을 미쳐서 만성적인 두통이나 피로, 집중력 저하, 의욕상실 등을 일으키고, 특히 면역력을 저하시켜서 질병에 아주 취약해지고, 우리 몸의 정상적인 활동과 유지에 장애를 준다고 할 수 있습니다.

Q. 턱관절 이상이 정말 우리 몸에 엄청난 악영향을 미치네요. 그러면 CST, 두개천골요법이라는 것은 어떻게 보면 우리 몸의 리듬을 정상적으로 조절한다, 이렇게도 보겠는데요. 턱관절 장애 환자 가운데서도 특히 어떤 환자들에게 시행하게 됩니까?

A. CST요법은 인체의 어떤 질환이나 근골격 구조에 비정상적인 문제가 있을 때 두개천골계의 율동적인 움직임의 횟수나 강도, 아니면 좌우대칭에 변화가 오는 것을 이용하는 것인데요. 주로 감염성 질환이나 외상으로 인한 턱관절 장애보다는 치아의 교합문제나 턱관절 자체의 구조문제를 가진 환자를 치료하는데 아주 미세한 교합교정이나 하악골의 위치를 설정하는데도 적용을 하구요. 또, 전신질환과 턱관절과의 연관성을 감별하고 치료하는데 주로 사용하고 있습니다.

Q. 네, 그러니까 어떤 외상으로 인한 것 보다는 치아열이나 구조적인 문제, 선천적인 문제가 더 여기에 맞겠네요.

A. 선천적인 것도 있고, 후천적으로 구조적인 문제가 생기는 경우도 아주 많습니다.

Q. 그럼 이것이 기존의 치의학적인 치료법과 비교한다면 치료효과는 어떻습니까?

A. 턱관절장애는 두개골에 대한 턱의 위치상, 즉 구조적인 문제로 오는 경우가 아주 많은데요. 이때 여러 가지 진단법과 치료법들이 사용되지만, 정확한 턱의 위치를 설정하는 것은 아주

쉽지 않고 굉장히 어려운 분야입니다.

치과에서는 아주 까다롭고 어려운 치료 중에 하나거든요. 저의 경우는 CST, Cranial motion의 강도와 횟수 대칭성의 변화를 적용한 이후에 훨씬 더 정교한 진단과 치료를 할 수 있었구요. 특히 턱관절 자체뿐만 아니라 턱관절 장애와 연관되어 발생한 전신적인 질환을 치료하는데 아주 큰 도움이 되었구요.

CST의 Cranial motion을 알기 전에는 턱관절 치료 외에 두통이라든가 목, 어깨 등이 치료된 것을 많이 보았긴 하였지만 모든 전신 질환들이 턱관절로 의한 것이 아니었기 때문에 이것을 감별하는 것이 참 어려웠는데, Cranial motion을 적용한 뒤부터는 감별하는 데 큰 도움이 되었고 치아의 교합재생에도 아주 유용하게 이용하고 있습니다.

Q. 그럼 CST두개천골요법을 받아본 환자들의 만족도 같은 것은 좋아졌나요?

A. CST를 적용하기 전하고 CST를 적용해서 치료한 이후하고 차이점이 훨씬 더 정교하고 정확하게 치료할 수 있었기 때문에 당연히 그걸 적용하기 전보다는 만족도가 높아지죠.

Q. 그렇군요. 턱관절 장애의 고통에서 벗어나는 것은, 더해서 흐트러진

턱관절이 제자리를 잡게 되면 연예인들이 얼굴 작아 보이게 위해서 많이 한다는 양악수술.. 이런 효과도 볼 수 있나요?

A. 제 생각에는 턱관절 치료와 얼굴 특수 효과하고는 큰 연관은 없다고 생각합니다. 그런데 서덜랜드가 말한 것처럼 모든 자연적인 것은 존재의 목적이 있다고 했거든요. 근데 우리가 미용적인 가치도 참 중요하지만 과도한 구조의 변화는 기능에 장애를 일으킬 수도 있다고 생각하거든요.

쉽게 얘기해서 예쁘게 혹은 귀엽게 보이게 하고 싶다고 해서 질병상태가 아닌 자연적인 외모를 과도하게 변형시켰을 때는 턱의 기능에 심각한 문제도 일으킬 수도 있다고 생각합니다.

Q. 네 그렇군요. 그렇다고 턱관절장애를 CST두개천골요법만 가지고 치료하는 것은 아니라고 보는데, 수술이 필요한 경우도 많겠죠?

A. 네. 그렇습니다. 턱관절 장애를 치료하는 방법에는 장애를 일으키는 원인에 따라서 매우 다양하게 있고, 저의 경우는 좀 더 정확하고 정교한 치료를 하고자 기존치료법에 CST, Cranial motion을 적용하고 있는데요. 저의 경우는 턱관절 수술을 하고 있진 않습니다만, 관절의 어떤 기형이라든가 감염이나 외상 등으로 인해서 하악골의 디스크가 파절되거나 또 골격착빙이

있을 경우에는 수술이 필요합니다.

Q. 혹시 수술 후에 턱관절 장애가 재발되는 경우는 없습니까?

A. 거의 모든 수술이 다 그렇듯이 턱관절 장애도 증상이 재발되는 경우도 있지요.

하지만 치료 후에 바른 자세 유지라든가 악습관들을 교정하고 적절한 재활운동 등 의사의 유의사항을 잘 지킨다면 대개는 큰 문제는 발생하지 않습니다.

몸을 누가 움직이는가?

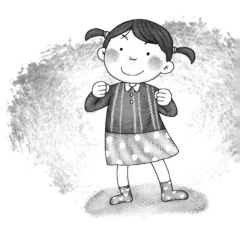

마음이 몸을 움직인다. 자
신의 마음이 몸을 구부리게
하고 몸을 펴게 한다. 마음
이 기분이 좋으면 몸도 기분
이 좋고, 마음이 기분이 나쁘면 몸도 기분이 나쁘다. 같은 움직
임, 마음의 상태에 따라 긍정도 부정도 달라진다. 아픈 몸도 마
음의 상태에 따라 그 치료의 정도가 달라진다. 배가 아픈 손자
의 배를 쓸어 내리는 할머니의 마음은 결국 아픈 배를 치료하
고 만다. 우리도 이미 경험해 보았던 일이다.

질병을 치유하는 그 힘은 어디에서 나오는가? 바로 마음에서 나온다. 자신의 마음속에서 치료의 기적이 나타난다. 마음은 여기에서 바로 뇌라고 이해해도 좋다. 질병을 치유하는 힘이 뇌에서 시작된다. 이렇게 생각하면 틀림없다. 왜냐하면 마음을 움직이는 것이 뇌이기 때문이다. 뇌에서 어떤 명령을 내리느냐에 따라서 달라진다. 죄수들에게 이렇게 말했다. 이제 너희들을 냉동 탑 차에 태우고 감옥으로 이동할 것이다. 사실 이 차량은 냉동차가 아니라 오히려 난방이 되고 있는 차량이었다. 그런데 죄수들을 태우고 목적지에 도착했을 때 죄수들은 모두 얼어 죽어 있었다는 이야기가 있다.

　마음에 따라 뇌가 바뀌고 뇌에 따라 마음도 바뀐다. 뇌가 바뀌면 뇌의 기능도 달라진다. 뇌의 기능이 달라지면 신체의 기능 역시 달라진다. 심리적인 일들이 이렇게 중요하다. 따라서 마음을 어떻게 하느냐에 따라서 몸의 아픈 데를 치유할 수 있다는 사실이다. 특히 믿음이 강력하면 그 효과 역시 강력하다. 이를 플라시보 효과라고 한다. 잘 될 거라는 믿음이 강렬하면 정말 일이 잘 된다. 하지만 계속 불안하고 일이 순조롭지 못 할 거라고 믿으면 일이 또 그렇게 굴러간다.

　영화나 드라마에 등장하는 환자를 자신과 동일시하면서 마치 자신이 그 주인공처럼 상상하며 거기에서처럼 스스로 치료에 참여하여 효과를 크게 보는 경우가 있다. 이미지 힐링이라 말을 하기도 하는데 일종의 상상을 통해서 치유에 들어가는 것이다. 이런 원칙에 의하면 멀리 떨어진 사람과 대화를 통해서 혹은 영상통화를 통해서 치유에 이를 수도 있다. 마음속으로 상처 난 곳을 싸맸다고 상상하라. 함께 치유에 적극적으로 동참한다고 생각하라. 만약 당신이 혹은 당신 주위에 암으로 투병하는 사람이 있다면 그 암 덩어리를 쉽게 부숴버릴 수 있는 과자부스러기 혹은 얼음덩어리로 상상하라.

상상을 통해서 치유하는 시대에 우리는 접어들었다. 인간의 질병을 치유하는 데는 불가사의 한 일들이 존재한다. 오직 물리적인 모습만이, 오직 과학의 힘만이 모든 것을 설명할 수 있는 것은 아니다. 보이지 않는 힘, 에너지 등을 결코 무시할 수가 없는 법이다. 명상 등의 마음의 수행을 통해서 치유에 들어가려는 노력들은 일찍부터 행해져 왔다. 이제 이런 노력들이 결실을 보게 되는 단계에 들어갔다고 보아도 무리가 아니다. 이 말은 사람들의 이에 대한 인식이 매우 넓어졌고, 이완되었다는 것을 의미한다.

영국의 저명한 화학자인 데이비드 해밀턴에 의하면, 긍정적인 믿음을 통해서 분명히 다양한 질병들이 호전되는 것을 보았다고 한다. 감염이나 통증, 알레르기, 파킨슨병, 우울증, 심부전이나 협심증, 콜레스테롤, 고혈압, 관절염이나 위궤양, 만성피로증후군 혹은 불면증에 이르기 까지 긍정적인 믿음은 엄청난 영역에서 치유의 발전을 보여주었다고 얘기하고 있다.

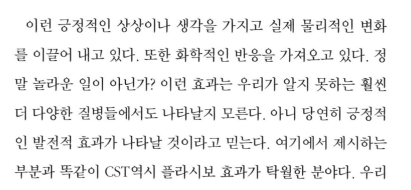

이런 긍정적인 상상이나 생각을 가지고 실제 물리적인 변화를 이끌어 내고 있다. 또한 화학적인 반응을 가져오고 있다. 정말 놀라운 일이 아닌가? 이런 효과는 우리가 알지 못하는 훨씬 더 다양한 질병들에서도 나타날지 모른다. 아니 당연히 긍정적인 발전적 효과가 나타날 것이라고 믿는다. 여기에서 제시하는 부분과 똑같이 CST역시 플라시보 효과가 탁월한 분야다. 우리 아이가 이제 자기 반에서 공부 1등을 할 것이라는 믿음, 이제 열등생에서 단번에 우등생으로 진입한다는 확신, 이런 확신을 가지고 아이한테 CST를 시행하면 분명히 그렇게 대답을 가져다 줄 것이다.

우리는 거의 다양한 질병에 탁월한 효과가 있음을 확인했다. 그래서 상상하지 못한 영역에서 조차 뜻밖의 효과가 나타날 것이라고 생각한다. 그저 한번 따라 해보라고 하니까 그렇게 해봤는데 부모가 원하는 아이로 변해가고 있다는 믿음을 가지게 될 것이다. 그렇다고 CST가 오직 보이지 않는 실체가 없는 것은 아니다. 과학적이며 물질적이면서 신비로움 까지 갖춘 놀라운 테크닉이며, 신비한 의술이며, 예전에 황실 사람들에게만 은밀히 행해오던 것이다.

봉합은 움직이나?

우리는 두개천골의 원리에 대해 이해할 수 있어야 한다. 이 분야에서 초창기 제기되어 온 문제는 무엇인가? 첨예하게 대립되어 왔던 내용인데 즉답은 봉합에 대한 것이다. 우리가 인체의 두개골 그림에서 사선으로 전두골이며 측두골이며 구분해서 나누는 선들의 모습을 볼 수 있는데 핵심은 거기에 있다. 이것을 봉합선이라 하는데 이 봉합선이 움직이는가? 바로 이러한 문제가 오랫동안 의문을 가지고 제기되어 왔다.

처음에는 움직임이 없다는 쪽이 지배적이었다. 수많은 과학자, 의학자들이 움직임이 없는 것으로 결론지었다. 자신들의 주장에 견고한 성을 쌓으며 이들은 마치 자신들이 옳다는 확정

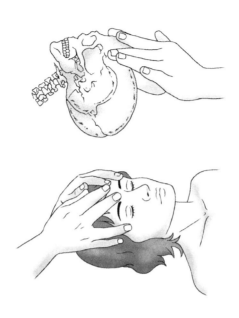

전두골 들어올리기

을 가진 사람들처럼 당당했다. 움직임을 주장한 소수의 과학자
들은 이상한 취급을 받았다. 당연한 일이다. 이런 문제를 신의
존재로 생각해 본다면? 엄청난 논란이 예상될 것이다. 신이 존
재하냐? 존재하지 않느냐의 문제? 만약 존재하지 않는다면 지
구상 엄청난 종교인들은 저간의 살아온 삶이 많은 부분 허비한
것에 지나지 않을 것이다.

　우리는 신의 문제가 아니라 다행이지만 말이다. 문제는 움직
임이 존재하고 있다는 것, 세상에 자신의 존재가 있다면 자신

의 능력 또한 있는 법이다. 인간의 꼬리가 있었다고 우리는 들어왔다. 원숭이도 꼬리가 있다. 인간과 원숭이의 유사성을 잘 모르지만 이제 인간의 꼬리는 없다. 사라졌다. 왜 원숭이 꼬리 얘기를 하느냐면, 무엇이든 존재하고 있다면, 그것에는 어떤 기능이 있다는 것을 말하기 위해서다.

그럼, 두개골에 실선이 그려져 있는데 그 실선(봉합)은 당연히 능력이 있을 것이다. 무슨 능력인가? 이것이 가장 중요한 핵심이다. 바로 여기에 밑줄을 그어야 공부 잘 하는 수험생이란 말이다. 두개골을 손으로 촉진할 수 있다는 말이 된다. 그 실선을 중심으로 두개골이 벌어지고 오므라들고 하는 것, 이런 두개골의 움직임을 수치로 나타낼 수도 있었다. 어떤 조사에서 손으로 움직임을 촉진한 결과 두 개의 집단 사이에 큰 차이가 보였다.

정신과 환자들은 1분에 6.7사이클을 보였는데 두개골 수술을 받은 환자들에서는 1분에 4란 사이클을 보였다. 정상인들은 12.7 사이클을 보였다. 정상인들이나 환자들 사이의 차이가 보이는 것이었다. 환자들도 종류에 따라 달리 나타났다. 중요한 분야에 따라 다르게 나타나는 결과, 그래서 봉합이 다양한 의학적 진실을 말해주고 있다는 증거였던 것이다. 두개골은 분명히 움직이고 있다는 것은 진리이다.

옛날에 움직임이 없는 것이라 철벽처럼 우기던 사람들은 미안하지만 꽝이었다. 그들은 물론 나중에 크게 깨닫고 자신들이 허비한 세월을 안타까워했을 것이다. 나중에 고양이를 가지고 마취를 해서 두개골의 움직임을 관찰한 기록도 있다. 이 실험의 결과 두개골 내부에서 다양한 압력의 차이가 나타난다는 사실이 입증되었다. 이런 차이 역시 두개골의 봉합선(실선)이 있기 때문에 가능하다는 말이 된다.

　이러한 움직임이 멈춘다면 죽는 것이다. 봉합선이 왕성히 활동을 한다는 것은 두개골 내부가 건강하다는 말이 되지 않는가? 나사가 맞물려 돌아가려면 그 봉합선 사이에 기름을 쳐야 한다. 원활한 윤활유가 필요한 법이다. 두개골 봉합선 역시 마찬가지로, 호르몬이 봉합선 사이에 원활히 존재해야 할 것이다. 두개골 봉합이 사라진다면 죽는 것이다. 움직임이 일어나지 않고 한데 꽉 붙어버린다면 문제가 생기는 것이다. 이런 문제로서 자폐나 틱이나 치매나 과잉행동장애 등등 폭풍전야의 고요한 바다에 다양한 질병의 포자를 퍼뜨리는 것이다.

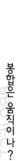

과산화지질과 암의 수수께끼 해독
―암보다 무서운 자폐아

    불포화 지방산이 산소를 흡수하여 산화된 물질인 활성산소는 세포벽에 손상을 입히거나 파괴시키고 지질을 과산화시켜 많은 질병을 유발한다. 과산화지질의 생성은 인체의 항산화제 시스템에 의해 억제되고 인체는 보호되어지지만, 나이가 들어 노화가 되거나 인체 면역시스템^(항상성)이 저하될 경우에 가속화된다.

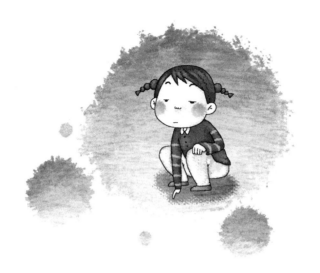

돌(stone)과 돌(stone)이 만난, 암(Rock)은 암(Cancer)이다.

이 독성물질(과산화지질)이 몸 안에 쌓이면 노화가 빨라지고, 병이 생긴다. 이는 즉 인체가 돌이 되어가는 과정(고체화)이라고 표현할 수 있다. 만성질환 같은 것을 돌(stone)에 비유할 수 있는데, 돌과 돌이 모이면 바위(Rock)를 이룬다. 이렇게 만들어진 암(Rock)은 암(Cancer)을 뜻한다. 일종의 부목화 즉 석회화는 암의 시초라 할 수 있다. 가령 간이 딱딱해지기 시작하면 암이 시작되고 있다고 얘기할 수 있다는 것이다.

돌^(=수많은 발암촉진인자)은 계속해서 과산화지질에 의해 부피를 늘려간다. 이때에는 돌을 계속해서 깎아주고 갈아내는 것만으로도(위험요인을 차단하고, 관리= 가장 좋은 예방방법은 CST) 바위가 되는 것을 막을 수 있다. 또한 바위가 된 후라도 부수면 된다. 바위가 부서지면 돌이 되고 그 돌을 부수면 모래가 된다. 이것이 바로 CST이다. 과산화지질이 무너지는 모습을 바로 돌과 바위로 비교할 수 있겠다. 석회화 된 몸을 부드럽게 하는 것은 CST의 핵심이다.

암을 고치는 일은 많다. 암의 발생기전 중 가역적인 개시와 촉진단계에서 세포의 과증식-돌연변이화를 촉진하는 위험요인 차단- 환경변화, 생활습관 및 식습관 개선 등-뿐만 아니라 각종 치료법 등. 그러나 반드시 필요한 것은 CST이다. 병을 고치는데 있어서 기존의 방법이 '나쁘다', '다 필요 없다'는 것이 아니다. 여기에 CST가 있다면 시너지 효과는 배가될 것이다. CST가 없다면 그런 방법들로 '연명'하는 수준에 지나지 않을 것이다. 인체는 자연이다. 강압적인 방법이 아닌, 자연에 더 좋은 것이 있다면 시도해야 하지 않겠는가.

암 발생기전

1. 개시단계(일반 세포와 구분불가능, 세포 과증식-가역적)
2. 촉진단계(세포손상= 돌연변이화, 발암요인 조절 및 억제로
   암의 진행을 막거나, 진행을 늦출 수 있음-가역적)
3. 진행단계(암이 되었고, 전이 될 수 있음-비가역적)

그러나 정작 이런 암보다 무서운 것은 자폐증상이다. 가정에 자폐증상의 환자가 있으면 생활 자체가 무너지는 어려움을 겪게 된다. 자폐를 극복하기란 정말 쉬운 일이 아니다. 현대의학의 수수께끼 역시 풀 수가 없다. 다만 CST를 통해서 어느 정도 가능성을 열어두었다고 생각한다. 필자는 놀라울 정도로 호전된 임상을 많이 갖고 있다. 사실 과산화지질과 암의 관계를 설명한 것은 부속적인 것이며, CST의 놀라운 가능성과 치유력을 강조하기 위함이었다. 우리는 더 이상 극복하지 못할 질병을 우리의 머리맡에 보관하고 있지 않다. 이것이 바로 CST의 놀라운 기적이요 혁명인 것이다.

이 도서의 국립중앙도서관 출판시도서목록(CIP)은 서지정보유통지원시스템 홈페이지(http://seoji.nl.go.kr)와 국가자료공동목록시스템(http://www.nl.go.kr/kolisnet)에서 이용하실 수 있습니다. (CIP제어번호 : CIP2013005181)

뇌 건강 프로젝트

기적의 힐링 브레인

인쇄 / 2013. 07. 25
발행 / 2013. 07. 29
지은이_ 김선애
발행인_ 김용성
발행처_ 지우 LnB
출판등록_ 2003년 8월 19일
서울시 동대문구 휘경동 187-20 오스카빌딩 4층
TEL:02-962-9154 / FAX:02-962-9156
ISBN 978-89-91622-40-1   03510
www.LnBpress.com